Estimulação
da atenção de crianças
e adolescentes

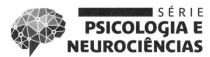

EDITORES DA SÉRIE
Cristiana Castanho de Almeida Rocca
Telma Pantano
Antonio de Pádua Serafim

Estimulação da atenção de crianças e adolescentes

AUTORES
Priscila Lima Cerqueira Ferreira Sertori
Antonio de Pádua Serafim
Cristiana Castanho de Almeida Rocca

Copyright © Editora Manole Ltda., 2020, por meio de contrato com os editores e os autores.

A edição desta obra foi financiada com recursos da Editora Manole Ltda., um projeto de iniciativa da Fundação Faculdade de Medicina em conjunto e com a anuência da Faculdade de Medicina da Universidade de São Paulo – FMUSP.

Logotipos   *Copyright* © Faculdade de Medicina da Universidade de São Paulo
 Copyright © Hospital das Clínicas – FMUSP
 Copyright © Instituto de Psiquiatria

Editora gestora: Sônia Midori Fujiyoshi
Editora: Juliana Waku
Projeto gráfico: Departamento Editorial da Editora Manole
Capa: Ricardo Yoshiaki Nitta Rodrigues
Editoração eletrônica: HiDesign
Imagens: Freepik, iStockphoto

CIP-Brasil. Catalogação na publicação
Sindicato Nacional dos Editores de Livros, RJ

S512e
    Sertori, Priscila Cerqueira Ferreira
       Estimulação da atenção de crianças e adolescentes / Priscila Cerqueira Ferreira Sertori, Antonio de Pádua Serafim, Cristiana Castanho de Almeida Rocca ; editores da série Cristiana Castanho de Almeida Rocca, Telma Pantano, Antonio de Pádua Serafim.
    - 1. ed. - Barueri [SP] : Manole, 2020.
      : il. ; 23 cm.

    Inclui bibliografia e índice
    ISBN 9788520461693

    1. Psicologia educacional. 2. Neurociência cognitiva. 3. Atenção. I. Serafim, Antonio de Pádua. II. Rocca, Cristiana Castanho de Almeida. III. Pantano, Telma.

20-62857   CDD: 153.733083
                         CDU: 159.952-053.2

Meri Gleice Rodrigues de Souza - Bibliotecária CRB-7/6439

Todos os direitos reservados.
Nenhuma parte deste livro poderá ser reproduzida, por qualquer processo, sem a permissão expressa dos editores. É proibida a reprodução por fotocópia.
A Editora Manole é filiada à ABDR – Associação Brasileira de Direitos Reprográficos.

1ª edição – 2020; 1ª reimpressão – 2023; 2ª reimpressão – 2024

Editora Manole Ltda.
Alameda América, 876
Tamboré – Santana de Parnaíba – SP – Brasil
CEP: 06543-315
Fone: (11) 4196-6000
www.manole.com.br | https://atendimento.manole.com.br/

Impresso no Brasil
Printed in Brazil

EDITORES DA SÉRIE
PSICOLOGIA E NEUROCIÊNCIAS

Cristiana Castanho de Almeida Rocca

Psicóloga Supervisora do Serviço de Psicologia e Neuropsicologia, e em atuação no Hospital Dia Infantil do Instituto de Psiquiatria do Hospital das Clínicas da Faculdade de Medicina da Universidade de São Paulo (IPq-HCFMUSP). Mestre e Doutora em Ciências pela FMUSP. Professora Colaboradora na FMUSP e Professora nos cursos de Neuropsicologia do IPq-HCFMUSP.

Telma Pantano

Fonoaudióloga e Psicopedagoga do Serviço de Psiquiatria Infantil do Hospital das Clínicas da Faculdade de Medicina da Universidade de São Paulo (HCFMUSP). Vice-coordenadora do Hospital Dia Infantil do Instituto de Psiquiatria do HCFMUSP e especialista em Linguagem. Mestre e Doutora em Ciências e Pós-doutora em Psiquiatria pela FMUSP. Master em Neurociências pela Universidade de Barcelona, Espanha. Professora e Coordenadora dos cursos de Neurociências e Neuroeducação pelo Centro de Estudos em Fonoaudiologia Clínica.

Antonio de Pádua Serafim

Professor do Departamento de Psicologia da Aprendizagem, do Desenvolvimento e da Personalidade e Professor do Programa de Neurociências e Comportamento no Instituto de Psicologia da Universidade de São Paulo (IPUSP). Diretor Técnico de Saúde do Serviço de Psicologia e Neuropsicologia e do Núcleo Forense do Instituto de Psiquiatria do Hospital das Clínicas da Faculdade de Medicina da Universidade de São Paulo (IPq-HCFMUSP) entre 2014 e 2022.

AUTORES

Priscila Lima Cerqueira Ferreira Sertori

Psicóloga formada pela Pontifícia Universidade Católica de São Paulo (PUC-SP). Mestre em Ciências pelo Departamento de Neurociências e Comportamento do Instituto de Psicologia da Universidade de São Paulo (IPUSP). Especialista em Neuropsicologia pelo Instituto de Psiquiatria do Hospital das Clínicas da Faculdade de Medicina da Universidade de São Paulo (IPq-HCFMUSP), em Psicologia Clínica Hospitalar pelo Instituto do Coração do HCFMUSP e em Cuidados Paliativos pela UniSant'anna. Trabalha na Fundação Anne Sullivan em São Caetano do Sul, SP, destinada a atendimento psicológico a crianças e adolescentes com deficiências (surdocegueira, surdez, transtorno do espectro do autismo, paralisia cerebral e outras síndromes) matriculados na rede municipal de ensino. É colaboradora no IPq-HCFMUSP, onde realiza Grupo de Estimulação da Atenção aos pacientes do Hospital Dia Infantil e atende em consultório particular para avaliação neuropsicológica e reabilitação cognitiva de crianças, adultos e idosos.

Antonio de Pádua Serafim

Professor do Departamento de Psicologia da Aprendizagem, do Desenvolvimento e da Personalidade e Professor do Programa de Neurociências e Comportamento no Instituto de Psicologia da Universidade de São Paulo (IPUSP). Diretor Técnico de Saúde do Serviço de Psicologia e Neuropsicologia e do Núcleo Forense do Instituto de Psiquiatria do Hospital das Clínicas da Faculdade de Medicina da Universidade de São Paulo (IPq-HCFMUSP) entre 2014 e 2022.

Cristiana Castanho de Almeida Rocca

Psicóloga Supervisora do Serviço de Psicologia e Neuropsicologia, e em atuação no Hospital Dia Infantil do Instituto de Psiquiatria do Hospital das Clínicas da Faculdade de Medicina da Universidade de São Paulo (IPq-HCFMUSP). Mestre e Doutora em Ciências pela FMUSP. Professora Colaboradora na FMUSP e Professora nos cursos de Neuropsicologia do IPq-HCFMUSP.

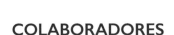

COLABORADORES

Enzo Eduardo Canhedo de Almeida Sertori
Arquiteto e Designer Gráfico formado pela Faculdade de Arquitetura e Urbanismo da Universidade Presbiteriana Mackenzie. Sócio-fundador da 302 Arquitetura e Design. Trabalha como Projetista comercial e residencial, gerente de obras e designer 3D. Site: http://www.302arquitetura.com.br.

Raquel Fatorelli
Psicóloga formada pela Universidade de Santo Amaro, especialista em Neuropsicologia pelo Instituto de Psiquiatria do Hospital das Clínicas da Faculdade de Medicina da Universidade de São Paulo (IPq-HCFMUSP), em Psicopedagogia pela Universidade Nove de Julho e em Violência contra Crianças e Adolescentes pela USP. Trabalha na área de psicologia escolar e clínica. Atua como colaboradora no IPq-HCFMUSP.

AGRADECIMENTOS

Estimulação da atenção de crianças e adolescentes só foi possível de ser realizado graças aos Grupos de Treino da Atenção realizados no Hospital Dia Infantil do Instituto de Psiquiatria do Hospital das Clínicas da Faculdade de Medicina da Universidade de São Paulo (HCFMUSP).

A versão apresentada neste manual foi realizada graças às constantes orientações da Profa. Dra. Cristiana Castanho de Almeida Rocca e do Prof. Dr. Antonio de Pádua Serafim, que durante todo o processo de criação, testagem, adaptação e finalização estiveram presentes, sempre ajudando na evolução do material.

Agradeço à Profa. Dra. Telma Pantano por me receber como colaboradora na equipe do Hospital Dia Infantil, onde sempre foi receptiva e apoiou a existência do grupo.

Por fim, porém não menos importante, agradeço ao meu marido, Enzo Eduardo Canhedo de Almeida Sertori, que me auxiliou na criação de muitas das atividades aqui presentes e até na revisão do conteúdo. Você fez mais do que eu poderia imaginar! Contudo, o resultado não me surpreendeu por já saber a sua capacidade.

Priscila Lima Cerqueira Ferreira Sertori

SUMÁRIO

Apresentação da série XV

Funções atencionais 1
Avaliação neuropsicológica.. 3
Reabilitação cognitiva.. 4
Relação entre transtornos mentais e atenção... 6
Estrutura do programa de estimulação da atenção................................. 8
    Versão final da intervenção 9
Aplicando as sessões 12
Sessão 1 13
Sessão 2 19
Sessão 3 25
Sessão 4 30
Sessão 5 34
Sessão 6 39
Sessão 7 46
Sessão 8 53
Sessão 9 60
Sessão 10 65
Sessão 11 72
Sessão 12.. 77
Considerações finais... 83
Referências bibliográficas... 87
Anexo – Ficha de reação... 89
Índice remissivo.. 91
Slides 95
Lições de casa... 233

APRESENTAÇÃO DA SÉRIE

O processo do ciclo vital humano se caracteriza por um período significativo de aquisições e desenvolvimento de habilidades e competências, com maior destaque para a fase da infância e adolescência. Na fase adulta, a aquisição de habilidades continua, mas em menor intensidade, figurando mais a manutenção daquilo que foi aprendido. Em um terceiro estágio, vem o cenário do envelhecimento, que é marcado principalmente pelo declínio de várias habilidades. Este breve relato das etapas do ciclo vital, de maneira geral, contempla o que se define como um processo do desenvolvimento humano normal, ou seja, adquirimos capacidades, estas são mantidas por um tempo e declinam em outro.

No entanto, quando nos voltamos ao contexto dos transtornos mentais, é preciso considerar que tanto os sintomas como as dificuldades cognitivas configuram-se por impactos significativos na vida prática da pessoa portadora de um determinado quadro, bem como de sua família. Dados da Organização Mundial da Saúde (OMS) destacam que a maioria dos programas de desenvolvimento e da luta contra a pobreza não atinge as pessoas com transtornos mentais. Por exemplo, 75 a 85% dessa população não têm acesso a qualquer forma de tratamento da saúde mental. Deficiências mentais e psicológicas estão associadas a taxas de desemprego elevadas a patamares de 90%. Além disso, essas pessoas não têm acesso a oportunidades educacionais e profissionais para atender ao seu pleno potencial.

Os transtornos mentais representam uma das principais causas de incapacidade no mundo. Três das dez principais causas de incapacidade em pessoas entre as idades de 15 e 44 anos são decorrentes de transtornos mentais, e as outras causas são muitas vezes associadas com estes transtornos. Estudos tanto prospectivos quanto retrospectivos enfatizam que de maneira geral os transtornos mentais começam na infância e adolescência e se estendem à idade adulta.

Tem-se ainda que os problemas relativos à saúde mental são responsáveis por altas taxas de mortalidade e incapacidade, tendo participação em cerca de 8,8 a 16,6% do total da carga de doença em decorrência das condições de saúde em países de baixa e média renda, respectivamente. Podemos citar como exemplo a ocorrência da depressão, com projeções de ser a segunda maior causa de incidência de doenças em países de renda média e a terceira maior em países de baixa renda até 2030, segundo a OMS.

Entre os problemas prioritários de saúde mental, além da depressão estão a psicose, o suicídio, a epilepsia, a demência, os problemas decorrentes do uso de álcool e drogas e os transtornos mentais na infância e adolescência. Nos casos de crianças com quadros psiquiátricos, estas tendem a enfrentar dificuldades importantes no ambiente familiar e escolar, além de problemas psicossociais, o que por vezes se estende à vida adulta.

Considerando tanto os declínios próprios do desenvolvimento normal quanto os prejuízos decorrentes dos transtornos mentais, torna-se necessária a criação de programas de intervenções que possam minimizar o impacto dessas condições. No escopo das ações, estas devem contemplar programas voltados para os treinos cognitivos, habilidades socioemocionais e comportamentais.

Com base nesta argumentação, o Serviço de Psicologia e Neuropsicologia do Instituto de Psiquiatria do Hospital das Clínicas da Faculdade de Medicina da Universidade de São Paulo, em parceria com a Editora Manole, apresenta a série *Psicologia e Neurociências*, tendo como população-alvo crianças, adolescentes, adultos e idosos.

O objetivo desta série é apresentar um conjunto de ações interventivas voltadas para pessoas portadoras de quadros neuropsiquiátricos com ênfase nas áreas da cognição, socioemocional e comportamental, além de orientar pais e professores.

O desenvolvimento dos manuais da Série foi pautado na prática clínica em instituição de atenção a portadores de transtornos mentais por equipe multidisciplinar. O eixo temporal das sessões foi estruturado para 12 encontros, os quais poderão ser estendidos de acordo com a necessidade e a identificação do profissional que conduzirá o trabalho.

Destaca-se que a efetividade do trabalho de cada manual está diretamente associada à capacidade de manejo e conhecimento teórico do profissional em relação à temática a qual o manual se aplica. O objetivo não representa a ideia de remissão total das dificuldades, mas sim da possibilidade de que o paciente e seu familiar reconheçam as dificuldades peculiares de cada quadro e possam desenvolver estratégias para uma melhor adequação à sua realidade. Além disso, ressaltamos que os diferentes manuais podem ser utilizados em combinação.

CONTEÚDO COMPLEMENTAR

Os *slides* coloridos (pranchas) em formato PDF para uso nas sessões de atendimento estão disponíveis em uma plataforma digital exclusiva (manoleeducacao.com.br – Conteúdo complementar – Saúde).

Para ingressar no ambiente virtual, utilize o *QR code* abaixo, digite o *voucher* PSICOEDUCACAO (é importante digitar com letras maiúsculas) e faça seu cadastro.

O prazo para acesso a esse material limita-se à vigência desta edição.

Durante o processo de edição desta obra, foram tomados todos os cuidados para assegurar a publicação de informações técnicas, precisas e atualizadas conforme lei, normas e regras de órgãos de classe aplicáveis à matéria, incluindo códigos de ética, bem como sobre práticas geralmente aceitas pela comunidade acadêmica e/ ou técnica, segundo a experiência do autor da obra, pesquisa científica e dados existentes até a data da publicação. As linhas de pesquisa ou de argumentação do autor, assim como suas opiniões, não são necessariamente as da Editora, de modo que esta não pode ser responsabilizada por quaisquer erros ou omissões desta obra que sirvam de apoio à prática profissional do leitor.

Do mesmo modo, foram empregados todos os esforços para garantir a proteção dos direitos de autor envolvidos na obra, inclusive quanto às obras de terceiros e imagens e ilustrações aqui reproduzidas. Caso algum autor se sinta prejudicado, favor entrar em contato com a Editora.

Finalmente, cabe orientar o leitor que a citação de passagens da obra com o objetivo de debate ou exemplificação ou ainda a reprodução de pequenos trechos da obra para uso privado, sem intuito comercial e desde que não prejudique a normal exploração da obra, são, por um lado, permitidas pela Lei de Direitos Autorais, art. 46, incisos II e III. Por outro, a mesma Lei de Direitos Autorais, no art. 29, incisos I, VI e VII, proíbe a reprodução parcial ou integral desta obra, sem prévia autorização, para uso coletivo, bem como o compartilhamento indiscriminado de cópias não autorizadas, inclusive em grupos de grande audiência em redes sociais e aplicativos de mensagens instantâneas. Essa prática prejudica a normal exploração da obra pelo seu autor, ameaçando a edição técnica e universitária de livros científicos e didáticos e a produção de novas obras de qualquer autor.

FUNÇÕES ATENCIONAIS

As funções atencionais caracterizam os processos primários da cognição, os quais representam a capacidade de o indivíduo receber, compreender e responder aos estímulos significativos do ambiente em detrimento de outros estímulos[1-3].

As regiões da formação reticular, a parte superior do tronco encefálico, o córtex límbico e a região frontal são as áreas neurais responsáveis pelos mecanismos da atenção. A formação reticular é uma parte do tronco cerebral, que apresenta diversas funções, sendo uma delas o controle da atividade elétrica cortical (sono vs. vigília), possibilitando a regulação do tono cortical de vigília e a manifestação da reação de alerta geral. Por meio das fibras do sistema ativador reticular ascendente (SARA) é realizado o acesso dos estímulos sensoriais para o tálamo (constituído por uma das estruturas do diencéfalo), em seguida os estímulos são redistribuídos para a estrutura cortical. Os estímulos olfativos são os únicos que atingem o córtex sem passar pelo tálamo (o odor é recebido no bulbo olfatório, que se projeta pelo trato olfatório diretamente para o sistema límbico). A região do córtex límbico e córtex frontal são as áreas responsáveis pela percepção, discriminação e reconhecimento seletivo do estímulo sensorial, possibilitando a inibição de reação frente aos estímulos irrelevantes[4].

O melhor cenário para se responder aos estímulos do ambiente é quando o indivíduo está vígil e em alerta, sem privação de sono ou fome, sem ter usado substâncias psicoativas (álcool, drogas, medicamentos), sem alteração de humor, na presença de estímulos que destoam dos outros (estímulo repetitivo ou destoante dos demais) e de preferência que lhe tragam motivação ou surpresa[1,5]. Caso o indivíduo esteja vígil, mas não processe os estímulos do ambiente, ele estará no estado de intenção[3].

Kandel apresenta os tipos da atenção de acordo com a sua "natureza/origem", caracterizando-a como voluntária (processamento controlado) e involuntária (processamento automático). Na atenção voluntária encontra-se a atenção seletiva e a sustentada enquanto na involuntária observa-se a atenção dividida. Outra divisão existente é em relação à operacionalidade da atenção. Lezak[1] apresenta os seguintes subtipos de atenção: seletiva, alternada, dividida e sustentada.

Vale ressaltar que outros autores apresentam outras subdivisões, como por exemplo focalizada, concentrada e difusa. Porém, neste trabalho foi decidido utilizar as nomenclaturas apresentadas por Lezak[1]: atenção seletiva, dividida, alternada e sustentada, descritas a seguir:

- Atenção seletiva: capacidade de selecionar apenas parte dos estímulos disponíveis no ambiente, como se fizesse um filtro e ignorasse os demais estímulos (sejam eles estímulos externos ou internos)[1].
- Atenção sustentada: capacidade de permanecer focado por um tempo prolongado, sem perder o rendimento na tarefa ao longo do tempo[1].
- Atenção dividida: capacidade de manter o foco em dois ou mais estímulos distintos simultaneamente, realizando mais de uma tarefa ao mesmo tempo, sem perder o rendimento em nenhuma das tarefas[1].
- Atenção alternada: capacidade de alternar entre dois ou mais estímulos sucessivamente, processando ou realizando apenas uma tarefa por vez, porém, em seguida troca de tarefa e posteriormente retoma a inicial, como se intercalassem as atividades[1].

AVALIAÇÃO NEUROPSICOLÓGICA

A neuropsicologia atua na compreensão, identificação e intervenção dos problemas atencionais e estes podem ocorrer por meio de duas vertentes tangenciais, a avaliação neuropsicológica e a reabilitação ou estimulação cognitiva. Os dados obtidos na avaliação neuropsicológica podem nortear a elaboração de um programa de reabilitação ou estimulação cognitiva. A reabilitação neuropsicológica objetivará a adaptação do indivíduo ao seu ambiente[6,7].

A avaliação neuropsicológica permite aferir as habilidades cognitivas de uma pessoa ou grupo, permite detectar déficits cognitivos sutis, que podem causar deteriorações sociais, e déficits orgânicos, perceptivos ou cognitivos, para dar o melhor encaminhamento (como a indicação para um programa de reabilitação ou estimulação cognitiva), bem como representa uma importante ferramenta nos diagnósticos diferenciais. Essa avaliação engloba dados relacionados com as funções cognitivas, emoção, comportamento e interação social[8,9].

Caso seja possível, é indicado que o participante deste programa seja encaminhado para realização de uma avaliação neuropsicológica com a finalidade de comparar os resultados pré e pós-intervenção para identificar se houve evolução.

Vale enfatizar que muitos instrumentos utilizados na avaliação neuropsicológica são os testes psicológicos e escalas comportamentais que devem ser aprovados pelo Conselho Federal de Psicologia para uso profissional do psicólogo[10]. Sendo assim, é indicado que o profissional verifique quais instrumentos estão liberados na sua área e apresentam dados normativos favoráveis.

REABILITAÇÃO COGNITIVA

A reabilitação ou estimulação neuropsicológica configura-se como uma proposta de intervenção ampla que tem por objetivo a criação de estratégias para lidar, melhorar, compensar ou impedir a evolução de algum déficit cognitivo, visando à melhoria da qualidade de vida[6,7].

A compreensão da reabilitação cognitiva deve ser mais ampla, incluindo a análise do "impacto pessoal, emocional e social da lesão ou disfunção (grifo nosso) e de suas interações com a função cognitiva"[6].

Os objetivos de um programa de reabilitação ou estimulação devem englobar as mudanças funcionais, visto que é possível melhorar a qualidade de vida de uma pessoa, mesmo que isso implique em pouca ou nenhuma redução dos déficits. Isso é possível porque o indivíduo pode ser capaz de criar estratégias para lidar com qualquer fragilidade cognitiva, emocional ou comportamental que seja constante[6,7,11].

O trabalho da reabilitação neuropsicológica deve ser preferencialmente multiprofissional e deve ser feito preferencialmente com a participação do paciente e do seu familiar, já que estes servirão de agentes generalizadores dos novos comportamentos adquiridos [6,7,11]. No ambiente escolar o professor é outro exemplo de um possível agente generalizador.

A primeira etapa costuma ser a realização da avaliação neuropsicológica para delinear as funções que estão preservadas e as deficitárias. Em seguida, determina-se o levantamento das metas, buscando uma meta real, no sentido de o paciente ter condições cognitivas de superar o déficit. A partir do estabelecimento das metas, são criadas estratégias para alcançá-las. Essas estratégias devem apresentar passos graduais para aumentar a chance de sucesso do paciente. Por fim, verifica-se a eficácia da intervenção por meio das reavaliações[6,7,11].

Para a reabilitação cognitiva/neuropsicológica pressupõe-se a existência de uma pessoa com um histórico de rendimento adequado de uma determinada função cognitiva com posterior perda dessa função, como ocorre nos casos de uma lesão, portanto, a intervenção servirá para tentar reestruturar tal rendimento. No entanto, existem casos nos quais o indivíduo nunca desenvolveu um rendimento adequado daquela função cognitiva. Nesse contexto, não é adequado falar em reabilitação de uma função cognitiva. Deve-se falar em habilitar ou estimular a função cognitiva[6,7,11]. Em ambas situações, o programa de estimulação da atenção poderá ser utilizado.

RELAÇÃO ENTRE TRANSTORNOS MENTAIS E ATENÇÃO

Os estudos da neuropsicologia têm auxiliado na compreensão dos processos mentais relacionados aos transtornos psiquiátricos na infância e adolescência[12]. Os prejuízos atencionais podem se manifestar como um quadro primário ou como um sintoma secundário a diversos transtornos[13].

O viés atencional relacionado às tarefas emocionais é considerado o núcleo neuropsicológico característico dos transtornos de ansiedade e dos transtornos de humor. Na ansiedade, normalmente o viés atencional costuma estar direcionado para os estímulos ameaçadores do ambiente, enquanto, por exemplo, na depressão, o viés atencional está vinculado à percepção do indivíduo de si mesmo, suas dificuldades e sentimentos negativos, sem conseguir observar ou atentar-se aos estímulos prazerosos da sua vida.

Os indivíduos com transtorno afetivo bipolar costumam apresentar prejuízos da atenção sustentada e da atenção visual, entre outros prejuízos que podem ou não estar relacionados aos déficits atencionais, como: memória declarativa, flexibilidade cognitiva e velocidade psicomotora[15-17].

Apesar disso, a relação entre os transtornos mentais e os prejuízos que afetam as funções cognitivas de alta ordem ainda são subinvestigados[14].

O transtorno de déficit de atenção e hiperatividade (TDAH) é caracterizado pela tríade desatenção, hiperatividade e impulsividade. Usualmente tem início na infância e pode transcorrer por toda a vida, apresentando comorbidades como o transtorno de conduta e desafiador opositor e os transtornos específicos da aprendizagem[18,19]. Por ter uma atribuição disfuncional, pode-se conferir ao TDAH a denominação de síndrome disexecutiva ou minissíndrome frontal[13].

Por considerar de extrema importância os programas de intervenções para as crianças e adolescentes que visassem ao treino atencional, independentemente do transtorno mental, foi elaborado este material: *Estimulação da atenção de crianças e adolescentes* .

As atividades desse programa foram testadas por Sertori e Serafim[20] com 29 crianças e adolescentes com diagnóstico de TDAH. Um grupo realizou as atividades de estimulação da atenção; no outro grupo, além de serem oferecidas as mesmas atividades, os responsáveis participavam dos atendimentos, nos quais recebiam *feedbacks* sobre o rendimento nas tarefas e era ensinado o uso das estratégias compensatórias. Foi identificado que todos os participantes apresentaram melhora no rendimento dos testes neuropsicológicos (atenção seletiva, dividida, alternada, sustentada), com aumento do número de estímulos detectáveis e diminuição da omissão, gerando um rendimento final de melhor acurácia nas respostas. Além disso, apresentaram redução das queixas dos familiares de desatenção, hiperatividade e comportamento opositor (MTA-SNAP-IV).

O grupo que realizou as atividades de estimulação associadas às orientações aos familiares apresentou melhora superior para atenção seletiva e, de acordo com a percepção dos responsáveis, a frequência dos sintomas de desatenção, hiperatividade e comportamento opositor desafiador foi menor do que no outro grupo. Tais dados indicam que o manual favorece o desenvolvimento atencional das crianças e adolescentes e, caso os responsáveis sejam incluídos nas orientações, o benefício será maior[20]. É importante lembrar que os professores também podem exercer o papel de agente generalizador no lugar dos responsáveis.

ESTRUTURA DO PROGRAMA DE ESTIMULAÇÃO DA ATENÇÃO

A estruturação da intervenção passou por três etapas. A primeira etapa foi a idealização do programa, na qual foi realizada uma revisão na literatura nacional e internacional, sobre intervenções da atenção.

As intervenções de treino cognitivo com o paciente mostravam resultados inconsistentes, nos quais se identificavam melhoras nos testes neuropsicológicos, porém sem a transferência dos benefícios para outros ambientes[21]. Intervenções de psicoeducação aos responsáveis indicavam redução das queixas de comportamento e melhora no relacionamento interpessoal, porém sem mudança na queixa de desatenção[22]. Não foram identificadas intervenções que associassem tais propostas.

Na segunda etapa foi realizada a construção de uma versão preliminar da intervenção. As atividades foram baseadas em tarefas previamente utilizadas por Cantieri et al.[23] e Pereira[24], as quais foram posteriormente aplicadas nos pacientes em regime de semi-internação do Hospital Dia Infantil do Instituto de Psiquiatria do HCFMUSP como projeto piloto e descritas em Rocca et al.[25]. Por meio dos relatos dos responsáveis, houve mudanças na compreensão do conceito da atenção e melhora na capacidade dos responsáveis em identificar como estava a capacidade atencional do seu familiar, a partir disso, propor novas formas para eles lidarem com as tarefas que exigem esforço atencional visando o favorecimento do rendimento da atenção dos seus filhos.

Nesses atendimentos foram levantadas as dúvidas, dificuldades e facilidades tanto em relação às atividades de estimulação da atenção quanto em relação à explicação dos conceitos por parte dos pacientes e seus responsáveis. A partir disso, foi realizada a terceira etapa, que envolveu adaptação do conteúdo (atividades e vocabulário dos conceitos) e finalização da estrutura da intervenção, decidindo assim estabelecer uma estrutura fixa para todas as sessões (psicoeducação, treino da atenção e orientações), além de incluir lições de casa e dicas para situações do cotidiano e no ambiente escolar. Essa terceira versão foi utilizada para estudo clínico randomizado realizado por Sertori e Serafim[20].

As atividades do programa podem ser realizadas com grupos de crianças e adolescentes que possuem ênfase no desenvolvimento da atenção, independentemente de o paciente ter um quadro de transtorno de déficit de atenção ou não, tendo o profissional como mediador. Esse profissional pode ser da área da saúde ou educacional. É indicado que o responsável participe das sessões, porém, caso isso não seja possível, uma alternativa é realizar o atendimento com a criança e/ou adolescente e posteriormente serem dadas as orientações ao responsável.

Versão final da intervenção

Em todas as sessões são realizadas as atividades de treino cognitivo e psicoeducação com orientações e ensino das estratégias compensatórias:

- Psicoeducação: tem como objetivo que o indivíduo conheça os sintomas e as características da sua doença, além de reconhecer os prejuízos decorrentes. Dessa forma, é possível planejar novas estratégias de compensação[26]. Além disso, são abordadas as definições dos tipos de atenção (seletiva, alternada, dividida e sustentada), diferenciação entre distração e déficits da atenção, identificação das habilidades atencionais no cotidiano, definição de parte da função executiva, como planejamento, controle inibitório e flexibilidade cognitiva.
- Atividade de treino da atenção: as atividades são divididas pelo tipo da atenção e apresentam nível de dificuldade crescente. Caso algum participante não consiga realizar a atividade, é possível oferecer dicas que facilitem a conclusão da tarefa, por exemplo, se o indivíduo está com dificuldade na tarefa de rastreamento visual, é possível delimitar a área de busca, tornando o exercício um pouco mais fácil. É indicado que todas as atividades, inclusive as lições de casa, sejam corrigidas na presença do mediador.
- Orientações e ensino das estratégias: ao longo de toda a sessão são apresentadas possibilidades das estratégias compensatórias, por exemplo, uso de régua, marcador de texto, circular ou grifar a palavra para dar destaque à pergunta, elencar prioridades, programar tempo para cada tarefa, programar intervalo, entre outros.

A Ficha de Reação (Anexo) auxilia a discussão sobre o rendimento dos participantes nas tarefas e o benefício do uso das estratégias compensatórias.

ESTIMULAÇÃO DA ATENÇÃO DE CRIANÇAS E ADOLESCENTES

Tabela 1	Atividade de treino cognitivo		
Sessão	Habilidade requerida principal	Habilidade requerida adjacente	Atividade
1ª		Atenção sustentada, rastreamento visual, discriminação dos detalhes	Rastreamento visual
2ª	Atenção seletiva	Flexibilidade cognitiva, compreensão das instruções	Atividade para induzir o erro
3ª		Atenção sustentada, planejamento, memória operacional, rastreamento visual	Caça-palavra
4ª		Atenção sustentada, planejamento, memória operacional, rastreamento visual, visuoconstrução espacial	Labirinto
5ª	Atenção alternada	Flexibilidade cognitiva, rastreamento visual, coordenação motora, memória operacional	Ligar os pontos
6ª		Atenção sustentada, rastreamento visual, memória operacional	Localizar e contar
7ª	Atenção dividida	Flexibilidade cognitiva, seguir regras, controle inibitório, planejamento, memória operacional	Jogo de baralho "mau-mau"
8ª		Discriminação auditiva, raciocínio lógico, flexibilidade cognitiva, planejamento, memória operacional, compreensão e produção verbal	Criar história pelos sons
9ª		Controle inibitório, memória operacional	Atividade de "ir x não ir"
10ª	Atenção sustentada	Rastreamento visual, planejamento, discriminação dos detalhes	Contagem das formas geométricas
11ª		Rastreamento visual, planejamento, discriminação dos detalhes	Jogo dos erros
12ª		Rastreamento visual, planejamento, discriminação de detalhes	Achar a sombra

ESTRUTURA DO PROGRAMA DE ESTIMULAÇÃO DA ATENÇÃO   11

Objetivo	Nível de dificuldade	Material
Encontrar a imagem "alvo" no meio de inúmeros estímulos visuais	Crescente	Apresentação dos *slides* + atividades impressas
É dada a instrução para prestar atenção em um determinado estímulo, em seguida é questionado se eles repararam em algo que não foi solicitado	Constante	Apresentação dos *slides*
Achar a palavra igual ao modelo no meio de várias letras aleatórias	Crescente	Apresentação dos *slides* + atividades impressas
Achar o caminho que vai de um ponto solicitado ao outro	Crescente	Apresentação dos *slides* + atividades impressas
Ligar os pontos, alternando os estímulos solicitados	Crescente	Apresentação dos *slides* + atividades impressas
Circular e contar quantas vezes aparece um determinado símbolo, sendo que cada linha é um símbolo	Crescente	Apresentação dos *slides* + atividades impressas
Cada jogador inicia o jogo com sete cartas e deve jogar a carta com o mesmo número ou naipe da carta da mesa	Constante	Apresentação dos *slides* + cartas de baralho
Criar histórias com os sons apresentados	Crescente	Apresentação dos *slides*
Nomear o que é pedido, porém, para isso, é necessário ignorar o estímulo visual e seguir a regra apresentada	Crescente	Apresentação dos *slides*
Identificar e contar a quantidade de vezes que aparecem as formas geométricas	Crescente	Apresentação dos *slides* + atividades impressas
Comparar as imagens e localizar os erros	Crescente	Apresentação dos *slides* + atividades impressas
Achar a sombra igual ao modelo apresentado	Crescente	Apresentação dos *slides* + atividades impressas

APLICANDO AS SESSÕES

O papel do aplicador é de extrema importância para a evolução da intervenção. Ele fará um papel de mediador e facilitador entre os participantes e as atividades, entre os participantes e o reconhecimento da atenção, e principalmente entre a criança ou adolescente e seu acompanhante em relação à forma de lidarem com a atenção ou distração.

Antes de iniciar os *slides*, deve ser entregue a Ficha de Reação (Anexo). Nesse momento o mediador deverá pedir para eles colocarem como estão se sentindo ao iniciar a sessão, com algumas opções como alternativa (sono, fome, cansaço, preguiça, triste, alegre, preocupada, motivada) e um espaço aberto para completar com outra sensação. A segunda parte será preenchida após o término da sessão (como está se sentindo e rendimento na atividade).

SESSÃO I

Objetivo: realizar psicoeducação sobre atenção e iniciar a estimulação da atenção seletiva; ensinar estratégias de rastreamento visual.

Slide 1.1

A sessão começa com um *slide* de psicoeducação com a pergunta "o que é atenção?" e cinco imagens, em que cada uma delas representa uma situação na qual algo costuma chamar a atenção: imagem de uma ambulância, autofalante, microfone, semáforo e placas de trânsito. O mediador deve conversar sobre cada figura perguntando por que cada imagem chama a atenção deles e estimular que os participantes expliquem o significado da palavra "atenção", sem dizer se está certo ou errado. Em seguida são apresentadas várias setas apontando para a palavra "FOCAR" e a definição: "Capacidade de selecionar e responder aos estímulos do ambiente".

Slide 1.2

Em seguida deve ser questionado "quando temos atenção?". Para isso são apresentados os termos "vigília e alerta" com a seguinte definição: "estado no qual respondemos aos estímulos sensoriais" e três imagens para ilustrar a explicação: um bebê dormindo, uma pessoa sentada na cama, com os olhos fechados, espreguiçando-se e uma pessoa sentada na mesa, sorrindo, segurando uma xícara de café.

Ao analisar essas imagens, é possível afirmar que na primeira imagem não é possível reagir frente aos estímulos sensoriais do ambiente. Já na segunda imagem é possível que surjam duas interpretações: a pessoa ainda está cochilando e não consegue reagir aos estímulos do ambiente ou ela já está acordada. Nesse momento, o mediador pode questionar como eles acham que a moça reagiria após algum familiar chamar o seu nome em um volume baixo, e como seria a reação dela após tocar a sirene do bombeiro em um volume alto. Deste modo é possível que a conclusão seja que a moça terá mais facilidade para responder aos estímulos destoantes do ambiente. Essa dúvida não aparecerá na terceira imagem, onde claramente a moça está no estado de alerta e poderia responder a todos os estímulos do ambiente.

Slide 1.3

Após o mediador discutir o que é necessário para se ter a atenção, ele deve introduzir as situações que atrapalham a atenção. Para isso são apresentadas imagens que servirão para os participantes discutirem o motivo de cada uma das situações atrapalhar a atenção deles, por exemplo:

- Sono: discutir sobre o sono em sala de aula, quando se dorme tarde e sente sono durante a fala do professor.
- Fome: quando não se alimenta direito ou na hora correta e é necessário prestar atenção em alguma atividade. Nesta situação, a atenção fica voltada para sensações do estômago e a necessidade de saciá-la.
- Estar sob efeito de drogas: em geral, as drogas alteram o funcionamento do nosso cérebro, tanto aquelas que lentificam como aquelas que aceleram o pensamento e prejudicam a capacidade atencional.
- Falta de objetivos: se você não sabe o que quer, sua atenção estará dispersa, ou seja, você olhará e escutará muitas coisas, mas não irá registrá-las; ou ficará confuso frente as muitas opções. Por exemplo, se você vai ao mercado sem uma lista de compras ou sem algo que precise naquele momento, como quando acompanhamos um amigo nas compras dele, você poderá achar que quer muitas coisas ou frente a tantas possibilidades de doces, por exemplo, poderá ficar com dificuldade em decidir por algum.
- Sobrecarga de informações: quando é necessário prestar atenção em muitas informações ao mesmo tempo, a sobrecarga delas faz com que apenas algumas possam ser registradas no momento, normalmente as que mais se destacam.

Nestas situações, o uso das estratégias é fundamental para que as informações importantes não sejam perdidas. Por exemplo, você está em uma reunião com os amigos, onde todos estão conversando, e sua mãe lhe pede para que corra ao mercado, pois estão faltando alguns produtos que ela precisa para o lanche de vocês. Embora você possa acreditar que tem boa memória e que os produtos pedidos são conhecidos, se você não anotar correrá o risco de esquecer algum, pois ao ir ao mercado conversando com os amigos a sua mente estará repleta das informações das conversas com os amigos e poderá não se atentar ao pedido de sua mãe.

O mesmo ocorre na escola, quando a professora explica um trabalho. Você pode anotar em sua agenda o tema, a data de entrega e informações faladas pela professora para destacar as instruções do trabalho no meio das outras explicações.

- Poluição visual e sonora: locais muito barulhentos ou com muitas informações visuais (cartazes, figuras etc.) dificultam a concentração para estudar ou trabalhar.

O mediador deve permitir que os participantes tragam exemplos relacionados à própria vida.

Slide 1.4

Para finalizar a parte psicoeducativa desta sessão, é apresentado um *slide* sobre "o que é atenção seletiva", com uma explicação, "capacidade de selecionar apenas parte dos estímulos disponíveis no ambiente enquanto mantém os demais excluídos", de modo que para isso é necessário fazer um filtro dos estímulos do ambiente e identificar qual é o estímulo relevante que será direcionada a atenção.

Em seguida são apresentados exemplos de atenção seletiva. Em cada exemplo o mediador deve explicar o motivo daquela situação representar a atenção seletiva:

- Ir ao mercado e procurar uma marca específica de salgadinhos no meio da prateleira de salgadinhos: você pode procurar pela cor do pacote, pela marca, etc.
- Ouvir as explicações do médico sobre os remédios: mesmo que esteja ocorrendo outros barulhos no ambiente, como por exemplo música ao fundo, sua atenção estará nas informações que ele te diz e que são importantes para o tratamento.
- Ouvir a professora na sala de aula barulhenta: é necessário tentar ignorar as conversas dos amigos, tarefa difícil não?
- Procurar a letra A no meio de outras letras: dentre tantas letras você precisa encontrar apenas a letra "A".

Slide 1.5

Neste *slide*, é proposto um exercício para os participantes identificarem como eles localizam um determinado produto no supermercado, por exemplo, por preço, marca, cor da embalagem ou escolha aleatória. É indicado que o mediador deixe claro que não há respostas erradas e que ele não induza a escolha dos produtos. O mediador deve apenas apresentar as imagens e perguntar como eles escolhem o que desejam quando estão no supermercado diante daqueles produtos.

Slides 1.5a, 1.5b, 1.5c

Exercício de escolha dos produtos. São apresentadas três imagens de prateleiras de supermercados de produtos de limpeza, biscoito/bolacha e salgadinhos. A imagem não está nítida para que os participantes não fiquem presos às marcas que apareceriam no *slide*, mas sim que reflitam nos critérios que eles usam para fazer a escolha na hora da compra.

Slide 1.6

Para a realização dos exercícios é indicado entregar as atividades em folhas impressas para os participantes as realizarem individualmente. As atividades são as mesmas dos *slides*, porém alguns preferem executar no papel para conseguirem verificar os detalhes entre os modelos. A correção será realizada por meio dos *slides*, após todos terem terminado.

Nessa atividade para treinar atenção seletiva, os participantes devem achar a imagem igual ao modelo. A característica dessa atividade é que na mesma imagem existem várias imagens juntas, onde apenas uma é igual ao modelo. É apresentada uma dica para os participantes observarem o que acham de diferente no modelo. Nesta atividade, o nível de dificuldade é crescente.

Slides 1.7, 1.8, 1.9, 1.10, 1.11, 1.12, 1.13 e 1.14

Atividade para achar o modelo: durante essa atividade, o mediador deve garantir que todos os participantes tenham tempo de localizar o modelo antes de alguém dar as respostas. Caso apenas um participante não consiga achar a resposta, deve ser estimulado que os participantes que já localizaram informem as estratégias que usaram para localizar o modelo, como uma forma de dar dicas para o participante que não foi capaz de localizá-lo, até que ele consiga.

Slides 1.7a, 1.8a, 1.9a, 1.10a, 1.11a, 1.12a, 1.13a e 1.14a

São apresentadas as imagens indicando onde está o modelo. Esse *slide* só deverá ser apresentado quando todos os participantes acharam a resposta.

Slide 1.15

No final de todos os exercícios deve ser questionado como eles identificaram o rendimento deles na tarefa e se perceberam a diferença ao longo das imagens, como por exemplo nas imagens alinhadas vs. aleatórias ou nas preto e branco vs. coloridas ou figuras pequenas vs. grandes.

Caso eles não relatem diferença no nível de dificuldade, o mediador deve relatar que estímulos parecidos, menores, com a mesma cor e maior quantidade de figuras podem dificultar o reconhecimento do estímulo alvo.

É apresentado um quadro de dica com a frase: "Cuidado com as informações parecidas, às vezes elas confundem nossa atenção".

Slide 1.16

Estratégias para usar nas situações do cotidiano e no estudo para estimular o rastreamento visual.

Slide 1.17

A lição de casa será realizada em uma folha impressa e realizada individualmente (anexo). O mediador deve entregar as folhas e explicar as atividades. Nesta lição de casa, os participantes devem achar a imagem igual ao modelo. São duas imagens, uma de vários bonecos (há um modelo específico de boneca para achar) e com vários balões e um modelo específico de balão.

Em seguida deve ser entregue a Ficha de Reação (Anexo) para os participantes, na qual precisarão preencher como estão se sentindo após a sessão, com algumas opções de alternativa (satisfeito, frustrado, cansado, com preguiça, triste, alegre, preocupado, motivado) e um espaço aberto para completar com outra sensação. Em seguida há uma pergunta aberta que devem responder se fizeram uso de alguma estratégia compensatória.

Se tiver alguma resposta na Ficha de Reação que indique que a criança não conseguiu fazer a atividade, o mediador não deve indicar que o participante apresentou um "rendimento ruim" por não ter conseguido manter a atenção na tarefa. Pelo contrário, o mediador deve mostrar que é importante que eles percebam quando a reação deles não estava boa, porque só assim poderão criar e usar as estratégias para superar essas dificuldades, como por exemplo identificar se o tempo de execução da atividade foi muito grande e propor que na próxima vez eles realizem a mesma atividade por um período de tempo menor.

As reações que indicam que os participantes conseguiram manter um rendimento favorável de atenção devem ser valorizadas e o mediador pode tentar identificar o que facilitou tal rendimento, como por exemplo se era uma atividade que motivava o participante.

SESSÃO 2

Objetivo: retomar a tarefa de casa, dar continuidade na estimulação da atenção seletiva, diferenciar déficit de atenção e distração e explicar sobre o transtorno de déficit de atenção e hiperatividade (TDAH) e ensinar estratégias de observação do comportamento para tentar garantir atenção do outro.

Fazer a correção da Lição de Casa, na qual o mediador entregará a folha de correção da Lição de Casa. Em seguida, o mediador deve fazer o questionamento de como eles percebem seu rendimento na tarefa. Em seguida, entregar a Ficha de Reação para fazer a parte inicial (Anexo).

Slide 2.1

Como esta sessão será do mesmo tema que a sessão anterior, não será apresentada a definição de "atenção seletiva", mas o mediador deve estimular que eles relembrem a definição.

Para isso, primeiramente é solicitado para eles recordarem as situações em que precisaram prestar atenção em apenas um estímulo. O mediador deve estimular a reflexão sobre a facilidade ou dificuldade de focar em uma coisa só.

Slide 2.2

Em seguida é feita a pergunta: "O que atrai a sua atenção?" Para isso são apresentadas duas imagens, uma de um homem com capa de super-herói usando um capacete de aviador e outra imagem de um homem com uma peruca com expressão de surpresa. Nesse momento, o mediador deve questionar o dessas imagens chamarem a atenção deles.

Slides 2.3, 2.4, 2.5 e 2.6

Atividades para mostrar o quanto a seletividade atencional pode fazer com que as pessoas não vejam outras coisas que não são relevantes. Para isso, são apresentadas três sequências de exercícios similares com instruções específicas para prestarem atenção em um determinado estímulo.

- *Slide* 2.3: Texto – pedir para ler uma frase e perguntar se eles compreenderam a frase.
- *Slide* 2.3a: Texto – ao ler a frase sem a palavra "pato", encontra-se uma nova frase escondida.
- *Slide* 2.4: Texto – o enunciado pergunta se eles acham o erro e em seguida aparece a sequência alfabética, cada letra escrita com uma cor.
- *Slide* 2.4a: Texto – identificar que na frase da pergunta está escrito: "Achem o o que está errado", de modo que se repetem duas vezes a vogal "o".
- *Slide* 2.5: Imagem – contar quantos círculos vermelhos aparecem na imagem.
- *Slide* 2.5a: Imagem – resposta: 8 círculos vermelhos
- *Slide* 2.5b: Imagem – em seguida aparece o questionamento se eles repararam que em cada mão há seis dedos.
- *Slide* 2.6a: Imagem – questionamento se há algo errado na imagem.
- *Slide* 2.6b: Imagem – em seguida aparece o questionamento se eles repararam que os nomes dos produtos (ketchup e mostarda) estão invertidos nas embalagens.

Slide 2.7

O mediador deve questionar se eles conseguiram identificar o que foi solicitado, se erraram e se isso significa que estão com distração ou falta de atenção. Nesse momento não é explicada a diferença entre os conceitos, mas sim, solicitado para eles responderem por meio de seu conhecimento prévio.

Apenas após a discussão, é apresentado o quadro de dicas com a frase: "Cuidado para não prestar atenção na coisa errada".

Slide 2.8

Em seguida é apresentado um *slide* que questiona a diferença entre "distração" e "déficit de atenção", por meio das perguntas: "Se não estou atento a algo, significa que estou com um problema na atenção? Isso é um déficit de atenção? Ou é prestar atenção em outra coisa? Isso é estar distraído? Ou é não ter interesse?" Essas perguntas sugerem que há diferença entre "distração" e "déficit de atenção".

Slide 2.9

Para auxiliar na compreensão da definição de distração, são apresentadas duas imagens na sala de aula, na primeira figura temos uma aluna encostando a caneta na outra colega e dá risada e na outra figura uma menina está mexendo no celular.

Com base nas imagens, deve ser solicitado que os participantes tentem exemplificar o motivo das fotos serem exemplos de "distração".

Em seguida, embaixo aparece a frase: "Algo distrai, mas existe a capacidade de voltar à atenção. É um sintoma comum e passageiro, e ele termina quando cessa o estímulo distrator". Essa frase é uma dica para os participantes deduzirem que a distração ocorre quando "algo distrai, mas existe a capacidade de voltar a atenção para a atividade inicial. É um sintoma comum e passageiro e ele passa quando cessa o estímulo distrator".

Para Monteiro[27], a distração é uma alteração da atenção e ocorre quando há um hiperfoco em uma determinada tarefa e, ao ser absorvido por essa tarefa, acaba não prestando atenção nas coisas que ocorrem em seu entorno.

Slide 2.10

É apresentada uma frase dizendo que "Nem tudo é dificuldade em manter a atenção. A distração, muitas vezes, pode ocorrer pelo desinteresse do indivíduo em realizar uma determinada atividade". A partir disso, o mediador deve solicitar que os participantes deem exemplos do cotidiano diferenciando "distração" e "falta de interesse".

Slide 2.11

Neste *slide* é apresentado o conceito do transtorno de déficit de atenção e hiperatividade, conhecido como TDAH de acordo com as características diagnósticas do DSM-5[18], no qual ele é classificado como um transtorno do neurodesenvolvimento, incluindo a presença de pelo menos seis sintomas de desatenção e/ou seis sintomas de hiperatividade/impulsividade para crianças e pelo menos cinco sintomas para adolescentes mais velhos e adultos (17 anos ou mais). Os sintomas devem ser persistentes por pelo menos 6 meses em um grau inconsistente com o nível do desenvolvimento do indivíduo.

Slide 2.12

Além disso, vários sintomas devem ter surgido antes dos 12 anos, mantendo-se presentes em dois ou mais ambientes. Além disso, há evidências claras de que os sintomas interferem no funcionamento social, acadêmico ou profissional ou de que reduzem a sua qualidade. Os sintomas não são apenas uma manifestação de comportamento opositor, desafio, hostilidade ou dificuldades para compreender tarefas ou instruções. Também não são mais bem explicados por outro transtorno mental.

Rohde et al.[28] ressaltam a importância de serem feitas distinções entre os sintomas de desatenção, hiperatividade e impulsividade como sintomas isolados ou como sintomas pertencentes ao diagnóstico de TDAH, já que muitas coisas podem ser a causa de desatenção, como a existência de outras doenças, sistema educacionais inadequados, sensação de fracasso escolar, dificuldades nos relacionamentos interpessoais, entre outras questões.

Deve-se lembrar que não é papel do mediador diagnosticar os participantes, mas sim apontar os critérios diagnósticos. Para tornar a atividade mais dinâmica, é possível que o mediador ofereça um tempo de busca de informação, e juntos construam o significado do transtorno a partir de informações científicas. Sendo assim, cada participante poderá pesquisar os critérios de diagnóstico em sites acadêmicos, revistas médicas ou livros e, na semana seguinte, o grupo pode iniciar a partir dessa busca.

Slide 2.13

Em seguida, é feita a pergunta: "Por que o símbolo apresentado (animais e bruxas dentro das placas similares às utilizadas no trânsito) chama a atenção?" Não há respostas erradas.

Deve-se destacar que a palavra "atenção" da frase apresentada no *slide* está escrita em negrito, com letra maiúscula e na cor vermelha. O mediador deve usar esse exemplo para indicar que algumas vezes os símbolos apresentam propriedades físicas que naturalmente já fazem as palavras se destacarem mais do que outras, mas, além disso, existem as propriedades associadas ao histórico de vida de cada um com aquele símbolo, e cada pessoa dá um significado ao estímulo.

Slide 2.14

Em seguida é apresentado que algumas situações tendem a chamar mais a atenção do que outras, por exemplo:

- Estímulos repetitivos ou destoantes dos demais (pelas características físicas e/ou sensorial).
- A intensidade em que ele é apresentado (som muito alto ou baixo).
- Estímulos diferentes dos anteriormente conhecidos.
- O nível da motivação diante do estímulo apresentado.

Slide 2.15

O mediador deve questionar: "O que devemos fazer para garantir que o outro preste atenção no que falamos?", e dar um tempo para os participantes apresentarem a opinião deles. Somente após os participantes darem as suas respostas é que se deve avançar com:

- Chamar a pessoa pelo nome e esperar ser atendido: ótima forma de resolução que evita confronto e demonstra consideração pelo outro.
- Presença de frases curtas e eficazes: do tipo *slogan* das propagandas, diretas e objetivas.
- Presença do interesse no outro: veja se aquele assunto também é interessante para o outro. A motivação pelo assunto influencia a atenção que ele dará a você.
- Presença de respostas afirmativas do outro: gestos da cabeça, o outro relatar "sim", um som de quem está acompanhando a fala do outro.

O mediador deve dar exemplos de cada um desses itens e questionar a chance de alguém prestar atenção neles quando apresentam tais comportamentos.

Por exemplo, se a pessoa está olhando para você, você está usando um comando simples, do tipo "faça isso", e ela responde fazendo um movimento com a cabeça de "sim", qual a chance de você ser atendido? Grande! Consegue identificar qual sinal fez com que você pensasse isso?

Também devem ser questionadas situações opostas a esta; por exemplo, se a pessoa está cantando, olhando para a televisão e você chega falando por meia hora para pedir que ele faça algo, qual a chance dela prestar atenção em você? Nenhuma! Consegue identificar qual sinal fez com que você pensasse isso?

Vale ressaltar que, caso apareçam exemplos de que eles gritam o nome dos pais até eles responderem ou que ficam cutucando o outro, o mediador deve indicar que essas opções podem gerar incômodo e até conflitos familiares.

Slide 2.16

Estratégias para usar nas situações do cotidiano e no estudo para identificar se o outro está prestando atenção na sua fala.

Slide 2.17

A lição de casa será realizada em uma folha impressa e individualmente (Anexo). O mediador deve entregar as folhas e explicar as atividades. Nesta lição de casa, os participantes devem circular e contar todas as letras "A" que encontrarem na folha.

Nesta atividade existem duas folhas de exercícios. Na primeira as letras estão espalhadas linearmente, uma ao lado da outra; já na segunda as letras estão dispersas aleatoriamente. É indicado que as duas folhas sejam entregues grampeadas, como forma de direcionar a ordem das atividades que eles farão primeiro. Na folha linear existem 62 letras "A" e na folha aleatória existem 53 letras "A" (folha anexa de correção).

São apresentadas as seguintes estratégias:

- Marquem sempre da esquerda para direita.
- Façam uma linha por vez.
- Confiram se não pularam nenhuma linha.

Por último, deverão terminar com o preenchimento da Ficha de Reação (Anexo) e finalizar com a conversa sobre a comparação das reações deles ao longo da sessão.

SESSÃO 3

Objetivos: retomar a tarefa de casa, dar continuidade à estimulação da atenção seletiva, trabalhar rastreamento visual, identificar e perceber a velocidade das respostas dos participantes às tarefas e ensinar estratégias de identificação de padrões e planejamento.

Fazer a correção da Lição de Casa, na qual o mediador entregará a folha de correção da Lição de Casa. Em seguida, entregar a Ficha de Reação para fazer a parte inicial (Anexo).

Slide 3.1

Essa sessão inicia-se com *slide* de "retomando: atenção seletiva", com o questionamento aos participantes: "Vocês conseguiram manter a atenção em uma atividade específica e ao mesmo tempo ignorar os estímulos externos?" O mediador deve estimular que os participantes deem exemplos dessas situações.

Slide 3.2

Um rosto feliz com um balão faz as seguintes perguntas para os participantes: "Fizeram a lição na sala de aula, mesmo com o barulho no corredor? Conversaram com os pais mesmo com a televisão ligada no mesmo ambiente?"

A partir dessas perguntas, o mediador deve questionar como os participantes fazem para focar em apenas uma coisa e como eles lidam com as interrupções que ocorrem durante as atividades.

Slide 3.3

Para realização dos exercícios é indicado entregar as atividades em folhas impressas para os participantes realizarem individualmente. As atividades são as mesmas dos *slides*, porém, algumas pessoas preferem executar no papel por conseguirem fazer uso de algumas estratégias (apresentadas no *slide* 4 com as dicas de planejamento para encontrar algo específico). A correção será realizada, por meio dos *slides*, após todos terem terminado.

O mediador deve explicar que no exercício de caça-palavras os participantes devem achar a palavra que está escrita igual ao modelo. As palavras podem estar na vertical, horizontal, diagonal ou escrito inverso (da direita para esquerda).

Antes de iniciar a atividade, são apresentadas algumas dicas, indicando que existem palavras muito parecidas e que alguns exercícios têm mais de uma resposta correta.

O mediador deve acompanhar a realização da atividade de cada participante, para que, caso alguém faça errado, seja possível ajudá-lo na correção. Caso algum participante não consiga fazer, é possível oferecer dicas, por exemplo, indicando se a palavra está na horizontal ou na vertical, ou algum detalhe que ajude na identificação da palavra, como um acento que a palavra tem. A correção será realizada, por meio dos *slides*, após todos terem terminado.

Slide 3.4

Antes de entregar as folhas e iniciar os exercícios, é apresentado um *slide* com algumas estratégias de planejamento durante o rastreamento visual para achar um estímulo específico. As estratégias são:

- Procurar da esquerda para a direita;
- Acompanhar com o lápis;
- Prestar atenção para não pular nenhuma linha.

Slides 3.5, 3.6, 3.7, 3.9, 3.10

Exercício de caça-palavra. Nestes *slides* são apresentados o caça-palavra que cada participante recebeu, sem nenhuma indicação de correção.

- *Slide* 3.5a, 3.6a, 3.7a, 3.9a, 3.10a: São apresentadas as respostas dos exercícios.
- *Slide* 3.5a: Cão. São apresentadas duas respostas erradas em vermelho e três corretas em verde.
- *Slide* 3.6a: Bala. São apresentadas uma resposta errada em vermelho e três corretas em verde.
- *Slide* 3.7a: Espelho. São apresentadas uma resposta errada em vermelho e três corretas em verde.

- *Slide* 3.8a: Minhoca. São apresentadas duas respostas erradas em vermelho e três corretas em verde.
- *Slide* 3.9a: Urso. São apresentadas três respostas erradas em vermelho e seis corretas em verde.
- *Slide* 3.10a: Caveira. São apresentas três respostas erradas em vermelho e duas corretas em verde.

Slide 3.11

Após o término dos exercícios, o mediador deve estimular a reflexão dos participantes sobre seu rendimento na atividade, questionando, por exemplo, se eles realizaram a atividade rapidamente ou se demoraram.

Além disso, o mediador deve identificar se os participantes usaram alguma estratégia para facilitar o rastreamento visual da figura. Caso tenham usado alguma estratégia, o mediador deve pedir para eles contarem sobre as estratégias. Caso eles não tenham usado nenhuma estratégia, o mediador deve relembrar as dicas que foram passadas no início da sessão e questionar se o rendimento deles poderia ter sido diferente caso usassem essas dicas.

Slide 3.12

É apresentada a seguinte frase: "O jogo de caça-palavras é ideal para treinar a percepção, pois é mais fácil encontrar as palavras no meio das outras letras quando você reconhece os padrões entre elas". Com base nessa informação, o mediador deve estimular a identificação dos padrões das letras que facilitariam o rastreamento visual. Apenas depois deverão apresentar algumas opções de como facilitar o rastreamento visual no caça-palavra, por exemplo:

- Procurar duas consoantes juntas como "CH", "LH", "TR" – normalmente no caça-palavras encontramos inúmeras vogais e consoantes, mas existem menos combinações das consoantes que deseja do que ao ver as letras isoladamente.
- Procurar por palavras com acento "~, ´, ^" – normalmente esses símbolos aparecem em menor quantidade no caça-palavras.
- Escolher a letra menos usada da palavra – por exemplo, se a palavra é "cereja", a melhor escolha seria focar na letra "J", porque é a menos comum no vocabulário em relação às vogais "A" e "E", e até entre as consoantes "C" e "R".

Slide 3.13

Neste *slide* são apresentadas as palavras dos exercícios de caça-palavras já realizados e deve ser solicitado que os participantes identifiquem quais padrões eles escolheriam para auxiliar no rastreamento da palavra. Em seguida, o mediador deve indicar que não há regra, porém, ele apresentará algumas opções de resposta.

Slide 3.14

Após a apresentação das estratégias, deve ser oferecido um caça-palavra como desafio. No entanto, este exercício, diferentemente dos jogos anteriores, apresenta mais de uma palavra escondida. As palavras podem estar na vertical, horizontal, diagonal e na ordem inversa em relação à leitura (da direita para esquerda).

Caso os participantes sintam dificuldade de encontrar alguma determinada palavra, é possível que o mediador indique em qual posição a palavra está, por exemplo, dizendo que a palavra está na diagonal, mas o mediador deve evitar mostrar a resposta sem que todos tenham conseguido terminar a tarefa.

- *Slide* 3.14a: São apresentadas as respostas do desafio de caça-palavras.

Slide 3.15

O mediador deve propor uma reflexão sobre o uso das estratégias e se elas ajudaram na resolução do desafio. Para isso é apresentada a pergunta: "Foram capazes de resolver problemas mais difíceis com o uso das estratégias?" e uma imagem de um cérebro levantando uma barra de peso com anilhas de musculação.

A escolha dessa imagem é para indicar que o uso das estratégias nos dá condições de fazer tarefas que exigem maior esforço mental ao favorecer o rastreamento visual, como se deixasse nosso cérebro "mais treinado" a um determinado estímulo visual no meio de tantos outros.

Slide 3.16

Estratégias para usar nas situações do cotidiano e no estudo para ajudar na organização das atividades.

Slide 3.17

Explicação da lição de casa que será uma atividade em folha impressa para ser realizada individualmente (Anexo). O mediador deve entregar as folhas e explicar as atividades. Nesta lição de casa, os participantes deverão realizar dois exercícios de caça-palavras. Não há uma ordem para as tarefas. Existem palavras na horizontal, vertical e diagonal, sendo que algumas palavras aparecem no sentido oposto da leitura (da direita para a esquerda) (folha anexa de correção).

Nas atividades entregues de caça-palavras, os participantes deverão encontrar as palavras que começam com a letra "P", e, no segundo exercício, palavras que começam com a letra "T".

O mediador deverá apresentar a sugestão do uso das estratégias para eles realizarem um planejamento no rastreamento visual para acharem as palavras.

Por último, deverão terminar com o preenchimento da Ficha de Reação (Anexo) e finalizar com a conversa sobre a comparação das reações deles ao longo da sessão.

SESSÃO 4

Objetivos: retomar a tarefa de casa, trabalhar a atenção visuoespacial aliada ao planejamento e ensinar estratégias no reconhecimento espacial.

Fazer a correção da Lição de Casa, na qual o mediador entregará a folha de correção da Lição de Casa. Em seguida, entregar a Ficha de Reação para fazer a parte inicial (Anexo).

Slide 4.1

Esta sessão inicia-se com o subtítulo "Atenção seletiva visuoespacial", e o questionamento: "O que é atenção visuoespacial?". Neste momento, deve ser solicitado o conhecimento prévio deles. Apenas após todos os participantes terem dado a opinião sobre o conceito de atenção visuoespacial deve-se apresentar a definição, indicando que as habilidades visuoespaciais estão envolvidas em praticamente todas as atividades e, em seguida, apresentar os exemplos:

- Percepção visual dos objetos em uma cena: envolve a nossa capacidade de reconhecer formas, cores, proporções, texturas dos objetos.
- Capacidade de imaginar como uma cena seria se fosse alterada pela manipulação ou pela adição de novos objetos: para isso é necessário ter flexibilidade mental para conseguir modificar o objeto real a partir de uma mudança abstrata, por exemplo, imaginar como uma parede ficaria caso fosse pintada de outra cor.
- Orientação no espaço e planejamento de rotas: para isso é necessário ter noção das distâncias, da proporção entre as ruas e realizar um planejamento do caminho ideal de acordo com o seu objetivo, por exemplo, o caminho que fazemos de carro muitas vezes é diferente do caminho até o mesmo lugar, porém, indo a pé.

Em seguida, o mediador deve solicitar novos exemplos de atenção visuoespacial e questionar se o que eles falaram antes estava de acordo com o conceito.

Slide 4.2

Como forma de identificar se os participantes costumam observar as informações do ambiente deles, é questionado se eles sabem explicar o caminho da sua casa até a escola, se existem outros caminhos que levam até a escola e o que chama a atenção nesse percurso.

A imagem apresentada no *slide* tem uma rua fazendo bifurcação para outras duas. A ideia da imagem é mostrar que a escolha de um caminho pode influenciar no destino final deles.

Slide 4.3

Para realização dos exercícios é indicado entregar as atividades em folhas impressas para os participantes realizarem individualmente. As atividades são as mesmas dos *slides*, porém, algumas pessoas preferem executar no papel por conseguirem fazer uso de algumas estratégias (apresentadas no *slide* 4.4 com as dicas de planejamento para encontrar algo específico). A correção será realizada, por meio dos *slides*, após todos terem terminado.

O mediador deve explicar que nas atividades dos labirintos eles devem achar o caminho que liga as duas setas, porém nesse caminho não é permitido que eles passem por nenhuma barreira. Contudo, existem regras: quando começarem a riscar, não devem levantar mais o lápis do papel e não é permitido apagar, mas eles podem parar na metade para olhar os caminhos, porém não devem levantar o lápis do papel.

O mediador deve acompanhar a atividade dos participantes, para que ele possa corrigir durante a tarefa. Caso alguém não consiga fazer, devem ser dadas dicas, como: "Veja qual caminho você ainda não fez". Mostrar o modo correto de fazer no *slide* depois que todos os participantes tiverem terminado no papel.

Slide 4.4

Antes de iniciar os exercícios, é apresentado um *slide* com estratégias:

- Cuidado com a impulsividade: isso porque a impulsividade pode gerar erros do tipo seguir um caminho que leva a uma barreira.
- Sempre que vocês fizerem uma atividade visuoespacial, tentem fazer este planejamento: (acompanhar com o lápis e simular o caminho an-

tes de riscar o papel): quando simulamos mentalmente a ação antes de executá-la, estamos planejando, analisando o resultado e, caso não dê certo, identificando o erro e mudando de estratégia.

Slides 4.5, 4.6, 4.7, 4.8, 4.9, 4.10, 4.11 e 4.12

Exercício Labirinto. Nestes *slides,* é apresentado o labirinto que cada participante recebeu, sem nenhuma indicação da correção. A atividade será apresentada no *slide* caso algum participante queira se guiar pela imagem maior, porém, deve ser solicitado que eles executem no papel.

- *Slides* 4.5a, 4.6a, 4.6b, 4.7a, 4.8a, 4.9a, 4.10a, 4.11a, 4.12a: São apresentadas as respostas dos exercícios.

Slide 4.13

Após o término dos exercícios o mediador deve propor uma reflexão aos participantes sobre o rendimento deles na atividade.

Deve-se questionar se os participantes usaram alguma estratégia para achar mais rápido as respostas. Em caso positivo, o mediador deve pedir para eles contarem as estratégias. Caso eles não tenham usado nenhuma estratégia, o mediador deve relembrar algumas opções de estratégias, como por exemplo acompanhar com o lápis e simular o caminho antes de riscar o papel.

Em seguida são apresentadas algumas perguntas: se eles "planejaram o caminho antes de riscar", para questionar se eles realizaram a simulação mentalmente antes de executar. Normalmente os participantes que testaram mentalmente o caminho antes de riscar a folha não cometem erros.

A segunda pergunta, sobre a necessidade de "levantar o lápis da folha durante o exercício", serve para questionar se eles tiveram dificuldade para recordar o caminho previamente planejado ou por não terem planejamento antes.

O mediador também deve questionar se eles "passaram por alguma barreira e se perceberam o erro e o corrigiram". Com isso, estamos verificando a capacidade de se automonitorar e corrigir as ações.

Slide 4.14

São apresentadas algumas habilidades que são desenvolvidas a partir das atividades de atenção visuoespacial, como perspectiva, mira, análise de tendência, identificação de padrões, planejamento, organização e criação de estratégias.

Para fazer um paralelo com o cotidiano, são apresentadas algumas profissões que usam essas habilidades, como arquiteto, engenheiro, designer, estilista, hotelaria, motorista, piloto e no exército.

Slide 4.15

São apresentadas atividades lúdicas e do cotidiano que servem para treinar a atenção visuoespacial:

- Quebra-cabeça: ao procurar uma peça específica de um canto do quebra-cabeça, você faz uma análise visuoespacial entre todas as peças.
- Desenhar mapas geográficos ou traçar um caminho específico: você está aprendendo a desenhar proporções, distância e rotas.
- Atividades motoras de correr, pular e saltar obstáculos: a coordenação motora nos circuitos implica atenção visuoespacial para conseguir desviar e ter noção do quanto é necessário pular para desviar de um obstáculo específico.
- Tiro ao alvo (arco e flecha, bolas, dardos): para acertar um determinado buraco você precisa simular e testar a sua força, que irá mudar de acordo com a distância. Em alguns casos, até a direção do vento influenciará no resultado.
- Escolher o tamanho da travessa para uma receita de bolo: você treina o reconhecimento do tamanho, quantidades, proporções, peso e volume dos alimentos, conseguindo prever sem necessitar colocar a comida na forma.

Slide 4.16

Estratégias para usar nas situações do cotidiano e no estudo sobre como estimular a atenção visuoespacial.

Slide 4.17

Explicação da lição de casa que será uma atividade impressa para ser realizada individualmente (Anexo). O mediador deve entregar as folhas e explicar as atividades. Nesta lição de casa, os participantes deverão realizar dois exercícios de labirinto. Não há uma ordem entre os itens.

O mediador deverá apresentar a sugestão de estratégia para eles simularem mentalmente antes de traçar o caminho.

Por último, deverão terminar com o preenchimento da Ficha de Reação (Anexo) e finalizar com a conversa sobre a comparação das reações deles ao longo da sessão.

SESSÃO 5

Objetivos: retomar a tarefa de casa, revisar conceito de atenção seletiva, realizar psicoeducação e estimulação da atenção alternada por meio da atividade para ligar os pontos, conceituar flexibilidade cognitiva, identificar relação com atenção alternada e ensinar estratégias de flexibilidade cognitiva.

Fazer a correção da Lição de Casa, na qual o mediador entregará a folha de correção da Lição de Casa. Em seguida, entregar a Ficha de Reação para fazer a parte inicial (Anexo).

Slide 5.1

O primeiro *slide* retoma a definição de atenção seletiva, como capacidade de manter o foco em apenas um estímulo, e questiona se existe algum outro tipo de atenção.

O mediador deve estimular que sejam relatados exemplos de pessoas que mantêm a atenção em mais de um estímulo.

Slide 5.2

São apresentadas duas imagens nas quais é questionado se elas poderiam representar pessoas prestando atenção na atividade escolar. Em uma das figuras há uma pessoa sentada com caderno e caneta na mão na frente de um computador e em outra há um menino olhando para um livro com o *notebook* ao lado, aberto. Ambas as imagens podem evocar a resposta de que elas estão prestando atenção ou que estão distraídas. Caso só seja levantada uma das opções, o mediador deve mostrar a outra opção.

Por exemplo, o menino pode olhar para um livro de história infantil enquanto o trabalho da escola está aberto no computador; a pessoa sentada pode anotar no caderno conteúdos da pesquisa no computador.

Em seguida, é apresentada a resposta: "Depende! Onde está o foco da atenção?"

Slide 5.3

É apresentado um *slide* psicoeducativo sobre a atenção alternada, explicando-a como "a capacidade de alternar a atenção entre dois estímulos ou mais sucessivamente sem perder o rendimento em nenhuma das atividades", de modo que ora se realiza uma atividade e ora a outra, podendo depois retomar para a primeira.

Em seguida são apresentados exemplos de situações em que realizamos essa alternância. O mediador deve ler e explicar o motivo daquela situação ser um exemplo de atenção alternada.

- Procurar por um salgadinho, depois biscoito, depois outro salgadinho: você precisa alternar a atenção, porque se vai procurar o biscoito, mas continua pensando no salgadinho, você não achará o biscoito, então é necessário parar de focar no biscoito para procurar o salgadinho e depois fazer a mesma coisa.
- Fazer uma comida após ler as instruções de uma receita: para seguir uma receita, é necessário ler as orientações e em seguida fazer a comida, porque caso contrário você apenas decora as informações e não cozinha, então a alternância da atenção possibilita a realização da comida.
- Fazer um comentário do filme após ver a cena no cinema: é necessário alternar a atenção entre o filme e o assunto da conversa, tomando cuidado para não perder cenas importantes do filme. Caso contrário a pessoa ficará só falando e não acompanhará as próximas cenas do filme.
- Procurar a letra A em uma linha, a letra B na outra e assim por diante.

Slide 5.4

Para realização dos exercícios, é indicado entregar as atividades em folhas impressas para os participantes realizarem individualmente. As atividades são as mesmas dos *slides*, porém, algumas pessoas preferem executar no papel por conseguirem fazer uso de algumas estratégias.

Os exercícios desta sessão são para ligar os pontos na ordem estipulada. O mediador deve acompanhar a realização da atividade de cada participante, para que, caso alguém faça errado, seja possível ajudá-lo a perceber o erro e corrigir. A correção será realizada, por meio dos *slides*, após todos terem terminado.

Slides 5.5, 5.6, 5.7, 5.8, 5.9 e 5.10

Exercício de ligar os pontos, porém, para isso, é necessário alternar os estímulos. Após ser dada a instrução, é apresentado o modelo de como serão os primeiros itens.

- *Slide* 5.5: Liguem os números na sequência numérica alternando entre quadrado amarelo e quadrado verde.
- *Slide* 5.6: Liguem os números na sequência numérica alternando entre quadrado e pentágono.
- *Slide* 5.7: Liguem todas as letras na ordem do alfabeto alternando a cor da letra.
- *Slide* 5.8: Liguem os números na ordem crescente, porém, os números ímpares são vermelhos e os pares são pretos.
- *Slide* 5.9: Liguem os pontos alternando entre os números na ordem crescente e as letras na ordem do alfabeto.
- *Slide* 5.10: Liguem os pontos alternando entre os números vermelhos na ordem crescente e as letras pretas na ordem do alfabeto.
- *Slides* 5.5a, 5.6a, 5.7a, 5.8a, 5.9a e 5.10a: São apresentadas as respostas dos exercícios.

Slide 5.11

Após apresentação de todas as imagens, deve ser questionado se foi fácil ou difícil alternar o foco da atenção. Pode ser indicado que quanto mais complexa a instrução, mais difícil é a alternância.

Em seguida deve ser questionado se eles sentiram cansaço, fracasso ou vontade de desistir. Pode-se explicar que essas reações podem ser dicas para os participantes identificarem se têm facilidade ou não em alternar a atenção, e que, caso tenham sentido dificuldade, o treino pode ajudar.

Slide 5.12

Este *slide* apresenta o conceito de flexibilidade cognitiva: "capacidade de mudar o foco atencional, analisando diferentes perspectivas e adaptando às diferentes solicitações do ambiente". Sendo assim, o mediador deve indicar que uma pessoa flexível é capaz de fazer escolhas diferentes, independentemente da sua experiência prévia[29].

O mediador deve apontar que a capacidade de sermos flexíveis e de alternarmos o foco entre os estímulos possibilita a execução da tarefa desta sessão.

Slide 5.13

Neste *slide* é feito o questionamento se a raiva pode nos deixar inflexíveis. A intenção é que os participantes façam a discussão e deem exemplos de momentos em que sentiram raiva e por isso não conseguiram ser flexíveis, apesar de estarem recebendo dicas do ambiente de que aquela atitude não era ideal.

Caso nenhum participante aponte a dificuldade de ser flexível quando está irritado, é possível dar um exemplo genérico e perguntar como seria a reação deles, por exemplo, quando estão irritados com uma pessoa, está chovendo e ela diz que têm que sair antes do horário habitual para ir para escola por causa do trânsito. Você costuma aceitar facilmente? Ou vai reclamar porque sempre saíram mais tarde? Você conseguiria se ater ao fato de estar chovendo e por isso talvez tenha mais trânsito na rua? Sua reação mudaria se você não estivesse brigado com essa pessoa?

Slide 5.14

Neste *slide* é indicado que normalmente a raiva faz com que as pessoas mantenham sua atenção apenas no que as incomodaram, esquecendo todas as outras questões ao seu redor. Sendo assim, tendemos a ser menos flexíveis. Vale ressaltar que essa tendência é normal do ser humano, porém, não quer dizer que é um comportamento que traga vantagens.

Para exemplificar tal conceito, são apresentadas duas sequências de rostos:

- Um rosto irritado e um pensativo: no qual a relação fica quebrada, indicando que a barreira da raiva dificulta e às vezes chega a impedir o pensamento das alternativas (inflexível).
- Um rosto feliz e um pensativo: no qual existe a relação direta entre eles, proporcionando a existência da flexibilidade.

Slide 5.15

São apresentadas algumas estratégias que podem ser utilizadas quando precisamos alternar a atenção, que são beneficiadas pelos comportamentos flexíveis:

- Acredite que você é capaz: se você não está conseguindo resolver o problema e você sabe que é capaz, tente pensar nas formas alternativas. Às vezes o problema não é você, mas como você estava tentando resolver o problema.

- Analise todas as alternativas: mesmo que você tenha uma forma preferida de resolver os problemas, pode ser que em alguns contextos ela não sirva, então pense em formas diferentes.
- Identifique seus padrões de erros e mude de estratégia: se você já sabe que aquele comportamento está te trazendo erros, não adianta insistir. É melhor mudar de estratégia, tentar algo diferente, poderá gerar outro resultado.
- Pense em diferentes hipóteses para resolver o mesmo problema: quando nos colocamos no lugar do outro, os significados das coisas podem mudar. Pensar em diferentes hipóteses significa pensar por diferentes pontos de vistas.
- Faça intervalos, mas sempre volte para as tarefas iniciais: alternar atenção é uma capacidade atencional diferente e ela gera cansaço, então às vezes os intervalos são bem-vindos, porém, isso não é desculpa para desistir da tarefa.

Slide 5.16

Estratégias para usar nas situações do cotidiano e no estudo sobre como estimular a flexibilidade cognitiva.

Slide 5.17

Explicação da lição de casa que será realizada em uma folha impressa, individualmente (Anexo). O mediador deve entregar as folhas e explicar as atividades. Na lição de casa será necessário ligar os pontos, alternando os estímulos.

Na primeira é solicitado que liguem os pontos alternando entre $ e #. Não deixe sobrar nenhum $ ou #, por exemplo, $ – # – $. Já na segunda é solicitado que eles liguem as letras na ordem alfabética intercalando entre a sequência das letras e intercalando entre pretas e vermelhas, por exemplo, A – B – C – D.

Por último, deverão terminar com o preenchimento da Ficha de Reação (Anexo) e finalizar com a conversa sobre a comparação das reações deles ao longo da sessão.

SESSÃO 6

Objetivos: retomar a tarefa de casa, continuação da estimulação da atenção alternada, identificação das reações impulsivas dos participantes e ensinar estratégias para tentar evitar erros de omissão e de identificação inadequada dos estímulos.

Fazer a correção da Lição de Casa, na qual o mediador entregará a folha de correção da Lição de Casa. Em seguida, entregar a Ficha de Reação para fazer a parte inicial (Anexo).

Slide 6.1

A sessão inicia retomando o conceito de atenção alternada, lembrando que é a capacidade de alternar entre estímulos sucessivamente, implicando a troca de informação durante um período.

O mediador deve solicitar para os participantes exemplos no quais eles usaram a capacidade de alternar a atenção na vida prática e questionar se houve erros. Discutir o motivo da falha (por exemplo, se a informação era extensa e precisava de anotação como pista).

Slide 6.2

São apresentadas duas perguntas para os participantes identificarem se o exemplo é de atenção alternada:

- Quando vocês leem as instruções de uma receita e depois vão prepará-la, mantendo essas ações por inúmeras vezes: isso é atenção alternada. Você só estará cozinhando adequadamente se tiver conseguido ler as instruções e preparado a comida; então, para cozinhar, é necessário alternar a atenção.

- Quando vocês ouvem a explicação da professora e depois fazem anotações da fala dela, mantendo essas ações por inúmeras vezes: isso é atenção alternada. Você está alternando a atenção e mantendo o rendimento nas duas tarefas com precisão.

Slide 6.3

Neste *slide* são apresentadas as possíveis vantagens e desvantagens de se alternar a atenção.

Em relação às vantagens, temos:

- Diminuição do tempo ocioso: porque durante as pausas você pode fazer outra tarefa
- Aumentar a quantidade de tarefas que você realiza: ao alternar a atenção conseguimos perceber e responder a mais estímulos do ambiente.
- Terminar ao mesmo tempo mais tarefas: já que não precisa esperar uma terminar para só depois começar a outra.

Porém, como desvantagens, temos:

- Correr o risco de não terminar nenhuma tarefa: às vezes as pessoas começam a alternar entre tantas tarefas que se perdem no seu objetivo.
- É necessário saber elencar as prioridades entre as tarefas: caso contrário, você poderá dar prioridade para alternar atenção com uma coisa que não era importante e deixar de fazer algo que era mais urgente.

Slide 6.4

Neste momento é apresentada a pergunta: "Como é para vocês? Atrapalha ou ajuda?" E são apresentadas duas imagens de homens que estão possivelmente alternando a atenção entre inúmeras informações. O primeiro está com cara de cansado/confuso/irritado, com um monte de informação ao seu redor (telefone, e-mail, celular, computador), enquanto o segundo está sorrindo com oito mãos saindo do seu corpo e cada uma delas fazendo uma coisa.

Vale ressaltar que não existe resposta correta. A intenção desta reflexão é estimular a auto-observação e autocrítica dos participantes.

Slide 6.5

A partir da imagem apresentada no *slide*, duas mulheres segurando um copo, em que uma está com um *tablet* na mão e a outra com um celular com o questionamento se elas estão alternando a atenção. Em seguida é dada a instrução para os participantes criarem um exemplo de atenção alternada e um de distração em relação à foto, por exemplo:

- Alternância da atenção: estavam buscando no celular o endereço de alguém para colocar no mapa do *tablet*, intercalando a atenção entre celular e *tablet* para garantir que escreveriam certo o endereço.
- Distração: estavam fazendo uma pesquisa no *tablet* quando uma delas recebeu uma mensagem de uma amiga no celular e parou há 20 minutos. Agora estão conversando, não dando continuidade na pesquisa que faziam inicialmente.

Slide 6.6

Para a realização dos exercícios é indicado entregar as atividades em folhas impressas para os participantes realizarem individualmente. As atividades são as mesmas dos *slides*, porém, algumas pessoas preferem executar no papel por conseguirem fazer uso de algumas estratégias (apresentadas no *slide* 7 com as dicas de planejamento para encontrar algo específico). A correção será realizada, por meio dos *slides*, após todos terem terminado.

O mediador deve explicar que no exercício deverão localizar o símbolo solicitado. São apresentadas quatro sequências de rastreamento visual (cores, símbolos, letras e números), porém, a característica dessa atividade é que em cada linha ele terá que identificar um estímulo específico.

Caso algum participante erre a resposta, deve ser estimulado, após a apresentação da resposta correta, que ele volte e faça a recontagem para conseguir identificar onde errou.

Slide 6.7

Em seguida, é apresentado um *slide* com algumas estratégias de planejamento para realizarem uma atividade na qual é necessário o rastreamento visual para achar alguma coisa específica. As estratégias são:

- Procurar da esquerda para a direita.
- Acompanhar com o lápis.

- Prestar atenção para não pular nenhuma linha.

As atividades que envolvem rastreamento visual estimulam a atenção para leitura, por isso, é importante direcionar o sentido da busca (esquerda para direita).

Slides 6.8, 6.9, 6.10 e 6.11

Exercício de contagem. Nestes *slides* são apresentados os exercícios que cada participante recebeu, sem nenhuma indicação de correção.

- *Slide* 6.8: Nesta atividade, em uma linha o participante deverá identificar a quantidade de cor azul e na outra linha a cor amarela.
- *Slide* 6.8a: É apresentada a resposta, na qual é mostrado o total das cores azuis e amarelas de cada linha.
- *Slide* 6.9: Nesta atividade, em uma linha o participante deverá identificar a quantidade do símbolo "#" e na outra linha a do símbolo "$".
- *Slide* 6.9a: É apresentada a resposta, na qual é mostrado o total dos símbolos "#" e "$" de cada linha.
- *Slide* 6.10: Nesta atividade, em uma linha o participante deverá identificar a quantidade de vogais e na outra a de consoantes.
- *Slide* 6.10a: É apresentada a resposta, na qual é mostrado o total de vogais e de consoantes de cada linha.
- *Slide* 6.11: Nesta atividade, em uma linha o participante deverá identificar a quantidade de números pares e na outra a de números ímpares.
- *Slide* 6.11a: É apresentada a resposta, na qual é mostrado o total de números pares e ímpares de cada linha.
- *Slide* 6.8a, 6.9a, 6.10a, 6.11a: São apresentadas as respostas dos exercícios.

Slide 6.12

Este *slide* inicia-se com a pergunta: "Como foi o rendimento de vocês?" O mediador deve dar tempo para os participantes falarem de sua percepção. Apenas depois de todos terem comentado, o mediador deve dar continuidade e apresentar a segunda questão: "A pressa atrapalhou?", e o desenho de uma pessoa correndo de um relógio gigante.

Nesse momento, o mediador deve estimular a reflexão sobre os efeitos negativos da pressa em relação a precisão, organização e até no humor deles durante as tarefas. Sabe-se que, normalmente, quando estamos com pressa há uma chance maior de realizar o rastreamento visual inadequadamente, gerando erros, tanto de omissão do estímulo certo quanto de identificação de estímulos errados.

Em seguida é apresentada a dica: "Cuidado com a impulsividade!"

Slide 6.13

O objetivo deste *slide* é verificar se os participantes apresentaram erros na atividade da atenção alternada, diferenciando se os erros foram do tipo omissão (perderam informação) ou por identificação incorreta das imagens (analisaram errado).

É importante que os participantes diferenciem os tipos de erros, já que cada tipo de erro leva a um prejuízo diferente no cotidiano, por exemplo, uma pessoa que tem muitos erros de omissão poderá entregar uma tarefa incompleta porque não identificou todas as etapas que precisava realizar, já a pessoa que tem erros por identificação incorreta poderá entregar o trabalho com mais informações do que foi solicitado, porém, fora do contexto pedido, porque não se limitou às perguntas do enunciado.

Em seguida é apresentada a dica: "Ser ágil não significa ser eficaz!"

Slide 6.14

São apresentadas algumas dicas para evitar erros de omissão.

- Fazer as atividades com calma: o controle da impulsividade auxilia na análise dos detalhes das informações, verificando se não faltou nada.
- Identificar as etapas do que deverá fazer: direcionando sua atenção ao processo e não apenas à informação final, com isso, diminui a chance de esquecer algum passo.
- Fazer *checklist*: essa é uma palavra em inglês, que significa "lista de verificações". Assim você terá como conferir se não esqueceu de nenhuma informação.
- Associar informações visuais às verbais durante o estudo: ao fazer essa associação, você criará uma conexão entre as informações, então, às vezes você pode não se lembrar do que estava escrito, mas se lembra do desenho que representava a palavra e com isso se recorda o contexto do texto, o que poderá já ajudar.

- Reler as provas antes de entregar: se você conferir as respostas antes de entregar, poderá identificar se as respostas estão incompletas e corrigir.

Slide 6.15

São apresentadas algumas dicas para evitar erros de identificação de estímulo incorreto.

- Fazer as atividades com calma: o controle da impulsividade auxilia na análise dos detalhes das informações, identificando se há informação errada.
- Destacar as palavras-chave dos enunciados: por exemplo, se a instrução é "circule apenas as palavras que começam com a letra C e contém 4 sílabas", você poderá circular "apenas", "C" e "4".
- Reler antes de entregar a prova: se você conferir as respostas antes de entregar, poderá identificar se as respostas estão erradas e corrigir.
- Questionar se aquela resposta faz sentido em relação à pergunta que foi feita: se você identificou que a sua resposta não é coerente com a pergunta, pode ser que você não tenha ficado atento à instrução e tenha cometido erros na resposta. É necessário avaliar tanto os aspectos da ortografia quanto do sentido da frase.

Slide 6.16

Estratégias para usar nas situações do cotidiano e no estudo para que a impulsividade não atrapalhe a alternância da atenção.

Slide 6.17

Explicação da lição de casa que deverá ser entregue em folha impressa para ser realizada individualmente (Anexo). O mediador deve entregar as folhas e explicar as atividades. Nesta lição de casa, os participantes devem circular e contar todas as letras solicitadas, porém, na primeira linha será apenas a letra "A", na segunda linha será apenas a letra "B" e assim por diante até o final da folha, de modo que a cada linha ocorre a troca da letra.

Nesta atividade existem duas folhas de exercícios. Na primeira, as letras estão espalhadas linearmente, uma ao lado da outra; já na segunda as letras estão dispersas aleatoriamente na folha. É indicado que as duas folhas sejam entregues grampeadas, como forma de direcionar a ordem das atividades que eles farão primeiro.

Na folha linear existem 35 letras "A" e 29 letras "B" e na folha aleatória existem 29 letras "A" e 29 letras "B" (folha anexa de correção).

O mediador deve estimular que eles realizem o rastreamento visual sempre da esquerda para direita (sentido da leitura) e uma linha por vez, para evitar que pulem uma linha, prestando atenção para a troca das letras.

Por último, deverão terminar com o preenchimento da Ficha de Reação (Anexo) e finalizar com a conversa sobre a comparação das reações deles ao longo da sessão.

SESSÃO 7

Objetivos: retomar a tarefa de casa, revisar conceitos de atenção seletiva e alternada, realizar psicoeducação e trabalhar a estimulação sobre atenção dividida, relacionar motivação com a atenção e ensinar estratégias de como usar a motivação para beneficiar a atenção.

Fazer a correção da Lição de Casa, na qual o mediador entregará a folha de correção da Lição de Casa. Em seguida, entregar a Ficha de Reação para fazer a parte inicial (Anexo).

Slide 7.1

No início da sessão é apresentado um *slide* com a recordação dos tipos de atenção que já vimos (atenção seletiva e atenção alternada), junto com um resumo da definição de cada uma delas (focar atenção em apenas um estímulo e alternar a atenção em dois ou mais estímulos). Em seguida é questionado se existe outro tipo de atenção.

Inicialmente, deve-se esperar até que alguém fale sobre prestar atenção em mais de uma coisa ao mesmo tempo. Caso nenhum participante apresente essa opção, é indicado que o mediador dê um exemplo de uma atenção dividida e questione se é a mesma atenção das anteriores.

Por exemplo: "Quando estamos conversando enquanto dirigimos, a nossa atenção está em quê?" Em seguida, o mediador pode ir guiando as respostas até que alguém diga que, para mantermos um rendimento adequado nas duas atividades, devemos prestar atenção tanto na conversa quanto na direção.

Caso os participantes tenham dificuldade de perceber a necessidade de focar na direção e na conversa ao mesmo tempo, o mediador pode explicar, indicando, por exemplo, que se o motorista mantém a atenção apenas na direção e não acompanha a conversa, é indicado que ele pare o carro para conversar. Com isso, terá seu rendimento como motorista prejudicado, pois demorará mais para chegar aos locais e ficará dependente de parar de dirigir para poder conversar com os outros.

Slide 7.2

É apresentado o *slide* com a definição psicoeducativa de atenção dividida. É indicado que o mediador leia a definição: "capacidade de focar em dois estímulos distintos para executar duas ou mais tarefas distintas simultaneamente", explicando que é necessário que as atividades sejam feitas ao mesmo tempo e haja um rendimento adequado para ambas as tarefas. Em seguida, são apresentados os exemplos, e o mediador deve explicar cada uma das situações:

- Comprar um salgadinho de que você gosta e cujo preço seja baixo: é necessário ao mesmo tempo olhar os salgadinhos de que você gosta, identificando o preço mais barato. Caso contrário, você poderá pegar um salgadinho de que gosta, mas cujo valor está acima do que você poderia pagar.
- Ler e-mail durante uma reunião: é necessário ler o e-mail e acompanhar o que seu chefe está falando, caso contrário, seu chefe poderá fazer uma pergunta e você só saberá responder sobre o e-mail.
- Conversar enquanto cozinha: é necessário acompanhar a conversa, respondendo a pessoa enquanto pega os ingredientes e prepara a comida. Caso contrário, a pessoa com quem você está conversando reclamará por você não dar atenção à conversa.
- Jogo com cartas de baralho "mau-mau": é necessário dividir a atenção para ao mesmo tempo identificar os naipes (símbolos) e os números solicitados.
- Procurar ao mesmo tempo a letra A e B.

Slide 7.3

A partir da imagem apresentada, de uma mulher fazendo várias atividades, o mediador questiona se é uma representação de atenção dividida. É indicado que o mediador insista na discussão até que algum participante indique que na atenção dividida é necessário que a mulher mantenha um rendimento adequado em todas as atividades que está realizando.

Slide 7.4

Em seguida o mediador deve questionar se alguma vez os participantes ficam ou ficaram como a mulher da imagem, fazendo um monte de coisas ao mesmo tempo, e como percebem o rendimento deles, se ajuda ou atrapalha.

Para estimular a discussão, são apresentadas duas imagens, uma de uma mulher com cara de sofrimento com várias mãos e em cada mão fazendo uma coisa, e outra de uma mulher com o rosto tranquilo, segurando a filha no colo enquanto mexe no computador.

Slide 7.5

Este *slide* apresenta o jogo "mau-mau".

O nome do jogo "mau-mau" representa um jogo de cartas de baralho, conhecido popularmente no Brasil. Não se sabe exatamente a origem do jogo e existem variações no modo de jogar. Sendo assim, aqui será apresentada uma das versões para esse jogo.

Para se jogar "mau-mau", são necessários pelo menos dois participantes e é aconselhável que se evite jogar com mais de 12 pessoas, porque pode se tornar cansativo para os participantes por demorar até que ele jogue de novo.

É indicado o uso de dois baralhos e não deverão ser utilizadas as cartas coringas. Cada jogador iniciará a partida com 7 cartas. A pessoa que distribuir as cartas deverá mantê-las viradas para baixo, para não mostrar qual carta está distribuindo. O resto do baralho é deixado na mesa em formato de pilha de cartas viradas para baixo para serem usadas posteriormente como "compra" de cartas. Apenas uma carta será virada para cima, mostrando qual é o naipe e o número da carta, pois essa carta será a que dará início às partidas.

Cada jogador deverá descartar uma carta do mesmo naipe (ouros, paus, copas e espadas) ou do mesmo número/símbolo (A, 2, 3, 4, 5, 6, 7, 8, 9, 10, J, Q, K) da carta da mesa. Quando um jogador não possuir nenhuma carta para jogar, ele poderá comprar apenas uma vez da pilha da mesa, e se mesmo assim não tiver a carta, deverá passar a vez.

Neste jogo, é necessário dividir a atenção entre os elementos (naipe e número/símbolo), caso contrário, o jogador poderá deixar de jogar uma carta porque não procurou pelos dois estímulos.

Caso os responsáveis estejam presentes na sessão, é indicado que eles não sentem ao lado dos filhos, alternando os lugares entre crianças e seus responsáveis. O mediador pode tanto jogar junto quanto ficar de fora apenas observando e fazendo os comentários.

É importante que sempre que o mediador identifique que alguém deixou de jogar uma carta por não prestar atenção em todas as possíveis combinações, ele deve indicar, questionando ao participante se ele dividiu a atenção entre as duas possibilidades. Preferencialmente o mediador não deve dar a resposta final, por exemplo: "Você esqueceu de ver se tem outra carta com o número 4", mas, sim, usar frases mais amplas para que o participante faça o *checklist* das possibilidades, por exemplo: "Quais são as duas possíveis combinações mesmo? Você conferiu as duas opções antes de passar a sua vez?"

Mesmo se o mediador estiver jogando e não tenha certeza se os participantes esqueceram de verificar todas as combinações, ele pode fazer esse questionamento, de modo que o participante terá que relatar se as duas combinações foram verificadas.

Slides 7.6, 7.7, 7.8, 7.9, 7.10 e 7.11

São apresentadas as regras do jogo.

- *Slide* 7.6: São apresentadas todas as cartas do baralho e informado que cada jogador iniciará com 7 cartas distribuídas aleatoriamente.
- *Slide* 7.7: Cada jogador deve jogar uma carta com o mesmo número ou o mesmo naipe. O jogador que eliminar todas as cartas de sua mão vence.
- *Slide* 7.8: A carta "J" (valete) funciona como um coringa, de modo que você pode usá-la a qualquer momento, e permite que você escolha o naipe que o próximo jogador deve jogar.
- *Slide* 7.9: A carta "7" é uma carta de punição que obriga a pessoa seguinte a comprar duas cartas e não permite que ela jogue nessa rodada. A carta "9" também é uma carta de punição e obriga a pessoa anterior a comprar uma carta, sem jogar.
- *Slide* 7.10: A carta "Ás" pula o próximo jogador, de modo que ele não joga nessa rodada.
- *Slide* 7.11: Caso o participante não tenha nenhuma das possíveis combinações para jogar, ele deve comprar uma carta da pilha de cartas da mesa e se mesmo assim não pegar uma carta que combine, deve passar a sua vez sem jogar nenhuma carta. Por fim, quando o jogador estiver com apenas uma carta na mão ele deverá falar "mau-mau", caso contrário receberá a punição de comprar mais 5 cartas.

Slide 7.12

É apresentada a dica para os participantes não se esquecerem de prestar atenção em tudo ao mesmo tempo.

É indicado que o mediador proponha duas partidas (podendo aumentar ou diminuir a depender do tempo de cada rodada).

Durante as partidas, o mediador deve indicar que o tempo de reação de cada pessoa também varia na atenção dividida, então deve ser respeitado o tempo para cada participante conferir todas as possibilidades, antes de passar a vez ou comprar uma carta.

Normalmente, após o horário do término do jogo, os participantes pedem para continuar jogando porque estão se divertindo. É importante esclarecer que o jogo serviu para exemplificar a atenção dividida, mas que eles estão realizando uma atividade de treino da atenção e por isso precisam retomar os *slides*.

Slide 7.13

Para retomar a discussão sobre o rendimento da atenção deles, o mediador deve questionar como foi manter a atenção dividida em uma atividade lúdica.

É importante que o mediador lembre que o jogo é uma atividade lúdica para representar a atenção dividida, mas que no dia a dia as atividades não costumam ser tão prazerosas.

A partir disso, o mediador deve questionar aos participantes como eles acham que se sentiriam caso precisassem dividir a atenção entre tantos elementos se a atividade não fosse tão prazerosa. Para isso, é reapresentada a imagem das cartas de baralho e uma imagem com exercícios complexos de matemática.

Slide 7.14

Neste *slide* são apresentadas algumas imagens que indicam diferentes tipos de motivação. Em seguida deve-se questionar se os diferentes tipos de motivação ajudam ou atrapalham o rendimento atencional deles.

- Imagem de uma pessoa levantando uma taça com a pergunta "O que nos move?": sugere uma motivação pela conquista, na qual se tem a satisfação de alcançar os objetivos e ser reconhecido.
- Imagem de uma pessoa pulando um abismo e a explicação "melhor palavra para me motivar" com as alternativas "você consegue", "você é capaz" e "duvido", sendo que a última está assinalada: nessa opção sugere-se uma motivação pela competição, na qual o confronto de uma

pessoa, duvidando que ela consiga, faz com que ela realize coisas de que nem imaginaria ser capaz.

- Imagem de dois homens em confronto, na qual um dá a entender que irá agredir o outro com a frase "motivação depende do ponto de vista": sugerindo que a agressividade ou o medo da punição é algo que motiva. Mesmo que de uma forma emocionalmente desagradável, a pessoa acaba fazendo as coisas para evitar conflitos.

O mediador deve estimular que todos os participantes respondam o que os motiva e como eles podem usar essa sensação para ajudá-los a manter a atenção nas atividades diárias, como escola ou trabalho.

O mediador deve enfatizar a importância da relação entre a motivação e a capacidade atencional, de modo que, quanto maior a motivação, maior a capacidade atencional. No entanto, vale ressaltar que muitas vezes acabamos nos comportando de modo a evitar castigos, mas nem sempre esse tipo de motivação melhora o rendimento atencional. Pelo contrário, pode gerar uma dispersão, pois o indivíduo está pensando no problema em vez de pensar na atividade.

Slide 7.15

São apresentadas algumas estratégias para tentar aumentar a motivação nas atividades que necessitam de atenção:

- Tenha sempre os seus objetivos claros: se você sabe aonde deseja chegar, conseguirá fazer um esforço para persistir por mais tempo sem desistir, mesmo quando a atividade não estiver prazerosa.
- Faça metas de curto, médio e longo prazo: assim terá a sensação de etapas compridas ao longo das tarefas demoradas, dando a sensação de satisfação e metas alcançadas.
- Reconheça as pequenas conquistas: mesmo que a sua conquista pareça pequena, ela já é importante. Lembre-se: nunca conseguiríamos correr se não soubéssemos andar.
- Faça um plano de estudos, incluindo tempo de descanso e lazer: o plano de estudo ajuda na organização das tarefas, a prever como será seu dia e principalmente prever o que precisará fazer para conseguir ter acesso ao lazer ou descanso. Com isso, muitas vezes as pessoas ficam mais motivadas e procrastinam menos para realizar suas tarefas.

- Intercalem as atividades difíceis com as mais fáceis: a nossa tolerância na tarefa difícil é maior quando também vivenciamos o sucesso, mesmo que seja em outras tarefas.

Slide 7.16

Estratégias para usar nas situações do cotidiano e no estudo para favorecer a motivação do outro durante atividades atencionais.

Slide 7.17

Explicação da lição de casa, que será o jogo "Bom dia, meu senhor". Este jogo representa um jogo de cartas de baralho, conhecido popularmente no Brasil. Não se sabe exatamente a origem do jogo e existem variações no nome do jogo para "Bom dia, senhorita" e mudanças em algumas regras. Sendo assim, aqui será apresentada uma das versões para esse jogo.

Para se jogar "Bom dia, meu senhor", é necessário pelo menos dois participantes e o uso de um baralho. Caso haja mais do que quatro participantes, é indicado o uso de dois baralhos. É aconselhável que se evitem jogar com mais de 12 pessoas, pois pode se tornar cansativo para os participantes por demorar até que ele jogue de novo.

Para o jogo, é necessário distribuir todas as cartas do baralho entre os participantes. Cada pessoa irá jogar uma carta na sequência no sentido horário, até que apareçam algumas cartas, para as quais há ações específicas. As cartas são:

- Rei (K): deverá falar "Bom dia, meu senhor!"
- Dama (Q): deverá falar "Bom dia, minha senhora!"
- Valete (J): deverá prestar continência.

Quem errar ou esquecer de falar ou falar por último, fica com todas as cartas da mesa. Ganha quem acabar com as cartas primeiro e perde quem tiver o maior número de cartas na mão.

Deve ser estimulado que os participantes treinem em casa, onde inicialmente podem falar as regras e decorá-las e, depois, podem jogar uma nova partida em silêncio. Sendo assim, eles deverão prestar atenção nas cartas e na regra, sem misturar as ações das cartas.

Por último, deverão terminar com o preenchimento da Ficha de Reação (Anexo) e finalizar com a conversa sobre a comparação das reações deles ao longo da sessão.

SESSÃO 8

Objetivos: retomar a tarefa de casa, realizar a estimulação da atenção dividida, trabalhar a discriminação auditiva e a atenção aos sons do ambiente, identificação da influência do tom de voz nas conversas e ensinar estratégias de como usar do som da voz para favorecer a atenção no outro.

Fazer a correção da Lição de Casa, na qual o mediador entregará a folha de correção da Lição de Casa. Em seguida, entregar a Ficha de Reação para fazer a parte inicial (Anexo).

Slide 8.1

Esta sessão de psicoeducação continua falando sobre atenção dividida e inicia-se com a solicitação de exemplos em que precisaram dividir a atenção e se foi fácil ou difícil manter a atenção dividida.

Slide 8.2

O *slide* contém a pergunta: "Como você reage quando tem que dividir a atenção em uma atividade que envolve o som?", junto com duas imagens de pessoas ouvindo música (uma com fone de ouvido segurando o celular, de olhos fechados e fazendo movimentos com as mãos, como se estivesse dançando, e outra olhando fixamente para a tela do computador com fones de ouvido).

O mediador deve estimular a reflexão sobre a possibilidade de eles conseguirem dividir a atenção nas duas atividades (música com dançar e música com olhar para o computador). E outra situação em que ninguém está realmente dividindo a atenção, de modo que a música está atrapalhando o rendimento da outra atividade.

O mediador pode indicar que é possível realizar uma atividade com som enquanto fazemos outra coisa, porém, é necessário avaliar a função do som em cada situação para saber se ele está ajudando ou se é um fator de interferência negativa. Essa informação é importante para quebrar o preconceito que muitas vezes as pessoas têm, de que "não é possível prestar atenção em alguém quando se está ouvindo música".

Slide 8.3

Essa atividade serve para estimular a discriminação auditiva e o reconhecimento do som. Para isso, são apresentados três sons de sirene (polícia, ambulância e bombeiros). A intenção é que os participantes consigam descrever a diferença entre as sirenes.

O mediador deve primeiro tocar os sons na sequência, e apenas depois dos participantes terem tentado descobrir o que cada som representa que deverá aparecer as respostas. É permitido repetir os áudios, caso os participantes solicitem.

Slide 8.4

Neste *slide* também são apresentados alguns sons de instrumentos musicais (caixa, guitarra, piano, trompete e violão). O mediador deve primeiro tocar os sons, e apenas depois dos participantes terem dado a opinião, dizendo de qual instrumento é o som, é que serão apresentadas as respostas. É permitido repetir os áudios, caso os participantes solicitem.

Slide 8.5

A atividade de treino da sessão consiste na apresentação de sons fáceis de ser reconhecidos, e o objetivo da atividade é reconhecer os sons, nomeá-los e criar uma história, descrevendo o que aconteceu com o personagem principal (cachorro Toby).

Para realizar esta atividade, é necessário dividir a atenção entre todos os sons para conseguir identificar a possível relação entre eles.

O mediador deve estimular a identificação de todos os sons. Caso nenhum participante identifique um determinado som, o mediador pode chamar a atenção deles para esse som, dizendo, por exemplo, "Vocês ouviram um som assim?", e reproduzir o som que eles não identificaram, para em seguida questionar do que era o som. Caso mesmo assim eles não reconheçam o som, deve-se esperar a apresentação das imagens para ver se eles conseguirão identificar o som que não relataram.

Slide 8.6

Inicialmente é oferecido um treino discriminativo do som, no qual são apresentados os sons isolados e os participantes devem nomeá-los. Em seguida é solicitado que eles criem uma história com o som. Na fase de treino, os sons que são apresentados são os seguintes:

- 1º som: latido de cachorro, indicando a presença de um cachorro;
- 2º som: água e ondas, sugerindo ser o mar;
- 3º som: pessoas conversando;
- 4º som: pessoa fazendo som de lamber algo, sugerindo ser uma pessoa tomando um sorvete;
- 5º som: buzina de navio;
- 6º som: cachorro latindo com som de água, sugerindo que o cachorro estava nadando.

- *Slide* 8.6a: Depois de serem apresentados os áudios e os participantes terem criado a história envolvendo o cachorro Toby, é apresentado o *slide* com a imagem que representa a história. O mediador deve questionar se as imagens se encaixam na história que eles criaram ou se eles mudariam algo.

Slides 8.7, 8.8 e 8.9

Atividades de identificação do som e criação das histórias com os sons misturados. Os sons só são apresentados uma vez, mas os participantes podem conversar para inventar a melhor história.

- *Slides* 8.7a, 8.8a, 8.9a: Depois de serem apresentados os áudios e os participantes terem criado a história envolvendo o cachorro Toby, é apresentado o *slide* com a imagem que representa a história. O mediador deve questionar se as imagens se encaixam na história que eles criaram ou se eles mudariam algo.

Caso a história que eles criaram esteja muito diferente da versão apresentada nas imagens, o mediador deve estimular que eles identifiquem quais sons não perceberam que podem sugerir tais diferenças nas ações. Se os participantes desejarem, é permitido que seja reapresentado o som para que eles possam conferir que sons perderam.

Slide 8.7

É apresentado o áudio com sons de pássaros, crianças gritando, conversando e dando risada, trampolim, cachorro ofegante e latindo.

- *Slide* 8.7a: É apresentada a imagem do cachorro Toby no parque olhando para um menino com uma bolinha na mão, enquanto crianças pulam no trampolim, outras brincam e os pássaros voam.

Slide 8.8

É apresentado o áudio com sons de porta, motor de carro, água, esfregando a mão, coleira sacudindo, secador, tesoura, cortador de unha e latidos, sendo que no final há diferentes sons de latidos.

- *Slide* 8.8a: São apresentadas imagens do cachorro Toby no carro e depois dentro do *pet shop*, na qual aparece uma banheira, uma moça segurando uma tesoura e um secador de cabelo.

Slide 8.9

É apresentado o áudio com sons de buzina, fogos de artifício, pessoas gritando, música instrumental do hino do Brasil, apito, pessoas torcendo, bola sendo chutada, grito de gol e latidos.

- *Slide* 8.9a: São apresentadas as imagens do cachorro Toby no carro no trânsito na cidade e depois ele dentro do estádio de futebol, aparecendo a plateia, os fogos de artifício e os jogadores.

Slide 8.10

Após a atividade, deve ser feito o questionamento sobre o que influencia a compreensão do som, como o volume, o ritmo ou o tom da voz. Para isso são apresentadas duas imagens, uma em que uma menina fala no ouvido do rapaz com um rosto tranquilo e outra em que um rapaz faz menção (gesto e expressão) de gritar.

Slide 8.11

O mediador deve estimular a reflexão de que formas diferentes de falar podem mudar o sentido da frase. Indo nessa direção, ele irá perguntar: "A frase 'eu não sei' pode ter diferentes significados ao mudar o tom e ritmo da voz?" Para auxiliar a reflexão, são apresentadas duas pessoas com expressões diferentes dizendo "eu não sei", nas quais uma delas sugere uma briga e a outra, uma pessoa confusa.

Além disso, o mediador pode solicitar que os participantes interpretem algumas formas diferentes de dizer "eu não sei", por exemplo, com volume alto e bravo, com volume baixo e pausado, com volume normal, mas sem hesitação, entre outros.

A intenção é que todos deduzam o humor ou a intenção da pessoa de acordo com a forma de falar, como bravo, raivoso, calmo, inseguro, entre outros.

Slide 8.12

Este *slide* indica que a entonação da voz pode mudar o significado do que você está querendo dizer, por exemplo:

- Brincadeiras/Piadas vs. Falsidade/Ironia: pessoas que estão fazendo brincadeiras e soam como falsas ou irônicas.
- Pedir vs. Mandar: quando você quer dizer algo, mas o jeito de falar faz com que o outro pense que você está mandando.
- Não conseguir vs. Não querer tentar: quando você está desistindo de fazer algo porque não consegue e o jeito de falar faz com que o outro pense que você está com má vontade, sem querer tentar.

Slide 8.13

São apresentadas algumas estratégias para usar da voz para favorecer a comunicação:

- Faça um pedido por vez: você estará reforçando na sua fala exatamente o que deseja que o outro faça.
- Não fale de forma linear: o timbre de voz linear tende a cansar e às vezes até dar sono nas pessoas. Ao variar o tom de voz, você já evitará esse problema.
- Enfatize o tom da voz nas palavras-chave: quando enfatizamos parte da nossa frase, mantemos a atenção da pessoa nos pontos mais importantes da nossa fala.
- Preste atenção nas reações dos outros ao te ouvir: enquanto falamos, os outros demonstram corporalmente se estão gostando do que estão ouvindo ou não. É diferente ver alguém te ouvindo e sorrindo de alguém que começa a olhar para os lados, olhar no relógio e respirar fundo.

Provavelmente o primeiro está acompanhando (e talvez concordando com) o que você está falando, enquanto o segundo não deve estar acompanhando o que você está falando, e caso esteja, ele não vê a hora em que você pare de falar.

- Use as reações dos outros ao seu favor, diga o que você percebeu: se as reações do outro não é o que você esperava, converse sobre isso. Diga: "Por que você não gostou do que eu te pedi?" Talvez, assim, o outro converse com você e juntos possam descobrir um jeito de resolver o problema e garantir a atenção na sua fala.

Slide 8.14

Continuando na mesma direção, é apresentada a frase "Em uma conversa, é importante saber o que falar, mas de um jeito que o outro queira ouvir" e embaixo dois rostos nos quais um está questionando: "ele está falando de um jeito que mantém a minha atenção?", e o outro: "estou sabendo falar o que o outro está interessado em ouvir?"

Sendo assim, o mediador reforça que, para que uma conversa flua adequadamente e tentarmos garantir a atenção do outro em nós, é necessário reparar na forma de falar e na de ouvir o outro.

Slide 8.15

Em seguida são apresentadas algumas estratégias ao ouvir o outro:

- Identifique quais sons são importantes e merecem atenção: inicialmente é necessário fazer uma seleção dos sons do ambiente para focar no que é importante, sendo assim, se o som de fundo não é importante, ignore-o.
- Veja se a compreensão do que ouviu faz sentido com o que você já entendeu: se alguém te pediu uma coisa, mas você não entendeu alguma palavra, o significado da frase poderá mudar. Nessas horas, é importante conferir se o que você entendeu está correto.
- Caso não entenda o que o outro falou, não deduza: a melhor coisa a se fazer é solicitar que o outro repita a sua fala.

Slide 8.16

Estratégias para usar nas situações do cotidiano e no estudo para favorecer a atenção na atividade usando da voz da pessoa.

Slide 8.17

Explicação da lição de casa, que deverá ser entregue em folha impressa para ser realizada individualmente (Anexo). O mediador deve entregar as folhas e explicar as atividades. É indicado que as duas folhas sejam entregues grampeadas, como forma de direcionar a ordem das atividades que eles farão primeiro.

Para lição de casa, os participantes deverão realizar o rastreamento visual para circular e contar todas as sequências de letras "CKL". É indicado que o mediador enfatize a sequência correta e dê como dica que na atividade existem outras sequências muito parecidas, sendo necessário prestar atenção nas três letras para não correr o risco de assinalar a sequência de letras erradas.

Nesta atividade existem duas folhas de exercícios. Na primeira as letras estão espalhadas linearmente, uma ao lado da outra; já na segunda as letras estão dispersas aleatoriamente na folha. É indicado que as duas folhas sejam entregues grampeadas, como forma de direcionar a ordem das atividades que eles farão primeiro.

O mediador deve estimular para que eles façam sempre da esquerda para a direita (sentido da leitura) e tomem cuidado para não pular nenhuma linha.

Na folha linear existem 12 sequências "CKL" e na folha aleatória existem 21 sequências (folha anexa de correção). A contagem das sequências assinaladas só servirá para indicar que os participantes acertaram.

Por último, deverão terminar com o preenchimento da Ficha de Reação (Anexo) e finalizar com a conversa sobre a comparação das reações deles ao longo da sessão.

SESSÃO 9

Objetivos: retomar a tarefa de casa, dar continuidade ao conceito atenção dividida, realizar psicoeducação e estimulação do controle inibitório e ensinar estratégias para evitar impulsividade.

Fazer a correção da Lição de Casa, na qual o mediador entregará a folha de correção da Lição de Casa. Em seguida, entregar a Ficha de Reação para fazer a parte inicial (Anexo).

Slide 9.1

A sessão inicia relembrando o tema de atenção dividida. O mediador questiona como é a atenção dos participantes para fazer mais de uma atividade ao mesmo tempo e solicita exemplos.

Em seguida, o mediador questiona como é a reação deles quando existe a regra de "fazer uma coisa, mas apenas em um determinado contexto", por exemplo, atravessar a rua quando não estiver vindo carros, mas apenas se o semáforo estiver verde para o pedestre. Nesse caso, é necessário dividir a atenção?

Slide 9.2

É apresentado o conceito de controle inibitório, o qual é a capacidade de inibir respostas competitivas, escolhendo fazer apenas uma delas, visando a um resultado específico, mesmo que não seja o seu desejo inicial[28].

Em seguida o mediador irá apresentar duas opções de inibição:

- Inibir o próprio comportamento: conceito de autocontrole.
- Inibir a atenção de algo que distrai: conceito de controle das interferências.

Slide 9.3

Para auxiliar na reflexão de como inibir o comportamento, o mediador questiona: "O que devemos fazer para não sermos impulsivos?"

É indicado que o mediador espere que os participantes deem suas opiniões antes de passar algumas orientações.

- Façam suas atividades com calma: no momento em que não estamos com pressa, a chance de conseguir analisar antes de responder é maior.
- Fiquem atentos a todas as alternativas: observem e analisem todas as hipóteses, assim, não serão pegos de surpresa por não terem prestado atenção em algo.
- Analisem as consequências: ao saber quais são as consequências dos nossos atos, tendemos a ponderar mais, nem que seja para evitar problemas.

Em seguida é apresentada uma dica para os participantes: "Ter tempo de análise ajuda no controle inibitório". Isso porque quando não nos sentimos pressionados e temos tempo, conseguimos analisar melhor nossas opções.

Com base nisso, o mediador convida os participantes a treinarem o controle inibitório, indicando que eles já podem treinar as estratégias, visando sempre à diminuição dos erros.

Slides 9.4, 9.5, 9.6, 9.7, 9.8, 9.9, 9.10, 9.11, 9.12 e 9.13

Exercício de controle inibitório. Para realizar as atividades de controle inibitório, é necessário que o participante identifique os dois estímulos, mas escolha falar alto apenas um deles. Para isso são apresentadas instruções para ler uma palavra ignorando parte do estímulo visual.

São oferecidos exercícios de controle inibitório com figuras, números, cores e palavras. Nesta atividade o nível de dificuldade é crescente.

Durante a realização dos exercícios, é importante que o mediador deixe os participantes realizarem a atividade no seu tempo. Caso apareçam diferenças no tempo de reação, o mediador pode aproveitar e indicar que é natural existir essas diferenças em tarefas que necessitam recrutar a atenção dividida. Deve-se tomar cuidado para não indicar que a diferença no tempo é algo pejorativo, mas, sim, enfatizar que é uma diferença natural.

- *Slide* 9.4: Na figura do pato, digam "amarelo", e na figura do coração, digam "vermelho". Nas outras imagens, digam o que elas representam (bola e estrela).
- *Slide* 9.5: Na figura do coração, digam "amor", e na figura da estrela, digam "noite". Nas outras imagens, digam o que elas representam (pato e bola).
- *Slide* 9.6: Na figura da bola, digam "pato", e na figura do pato, digam "eu". Nas outras imagens, digam o que elas representam (coração e estrela).
- *Slide* 9.7: Leiam "8" para o número 1 e "1" para o número 8, e para o número 5 leiam "5".
- *Slide* 9.8: Leiam apenas o número 1, nos números 5 e 8 digam a cor do número (vermelho e azul).
- *Slide* 9.9: Quando aparecer o número 5 digam "ímpar", e os demais números leiam normalmente (8 e 1).
- *Slide* 9.10: Digam "ímpar" para os números 1 e 5, e digam "par" para o número 8.
- *Slide* 9.11: Quando encontrarem os nomes das cores, vocês deverão substituir pela palavra "cor".
- *Slide* 9.12: Quando encontrarem os nomes de algum material escolar, vocês deverão substituir pela palavra "escola".
- *Slide* 9.13: Quando encontrarem a palavra "animal", deverão substituí-la pelo nome de um animal, mas sem repetir os nomes até o final.

Slide 9.14

Para auxiliar na reflexão sobre o rendimento deles, é apresentada a pergunta: "A complexidade da tarefa influencia nossa capacidade de dividir a atenção?"

Depois de todos os participantes terem dado a opinião deles, o mediador deve indicar que existe, sim, um limite na capacidade das pessoas, tanto em relação à quantidade de informação para a qual conseguimos dividir nossa atenção quanto ao nível de complexidade, de modo que, quanto mais densas as informações forem, maior o esforço atencional.

Slide 9.15

São apresentadas estratégias para tentar melhorar o rendimento atencional e o controle inibitório por meio do controle da impulsividade.

- Não tenha pressa para responder antes de analisar: esse é o melhor jeito de evitar a impulsividade, assim, você terá tempo de analisar, julgar e decidir como será a sua ação.
- É melhor ir devagar do que cometer erros: quando fazemos com pressa ou pressão, a chance de ocorrerem erros é grande.
- Corrija o que já fez. Você poderá achar os erros que passaram despercebidos: a autocorreção é algo que deve ser sempre estimulada. Quando corrigimos os nossos erros, tendemos a lembrar deles no futuro e não cometer mais o mesmo erro.
- Se perceber que não está conseguindo inibir os estímulos distratores, faça um intervalo: o intervalo não é algo negativo, desde que ele seja apenas um intervalo.
- Após o intervalo, sempre volte para atividade inicial: o intervalo não pode ser uma desculpa para encerrar a tarefa.

Slide 9.16

Estratégias para usar nas situações do cotidiano e no estudo sobre como estimular o controle inibitório.

Slide 9.17

Explicação da lição de casa que deverá ser entregue em folha impressa para ser realizada individualmente (Anexo), porém nesta tarefa será necessário o auxílio do responsável. O mediador deve entregar as folhas e explicar as atividades, as quais envolvem treino do controle inibitório. É indicado que as duas folhas sejam entregues grampeadas, como forma de direcionar a ordem das atividades que eles farão primeiro.

Na atividade é apresentada uma sequência de imagens e outra com números. Os participantes devem falar o mais rápido que conseguirem, mas com menos erros possível. Vale destacar que são apresentadas instruções nas quais é necessário inibir alguma informação e falar outra. Essa mesma sequência deve ser lida por quatro vezes. O responsável irá cronometrar e marcar a quantidade de erros em cada uma das leituras:

Na primeira atividade são apresentados os desenhos do sol e da lua misturados e a seguinte instrução:

- No desenho do sol fale "lua".
- No desenho da lua fale "sol".

Na segunda atividade, são apresentados os números 1, 5 e 8 misturados aleatoriamente com diferentes cores e dada a seguinte instrução:

- No número 8, fale a cor do número.
- Nos números 5 e 1, fale os respectivos números.

Sendo assim, se aparecer a sequência "1 5 8", o participante deve falar "um, cinco" e a cor do número 8. É importante o mediador indicar que as cores do número 8 mudam.

Por último, deverão terminar com o preenchimento da Ficha de Reação (Anexo) e finalizar com a conversa sobre a comparação das reações deles ao longo da sessão.

SESSÃO 10

> Objetivos: retomar a tarefa de casa, revisar todos os tipos de atenção trabalhados anteriormente, realizar psicoeducação e estimulação da atenção sustentada, explicar a influência do humor na atenção e ensinar estratégias de análise do controle dos problemas para evitar distração pelos pensamentos.

Fazer a correção da Lição de Casa, na qual o mediador entregará a folha de correção da Lição de Casa. Em seguida, entregar a Ficha de Reação para fazer a parte inicial (Anexo).

Slide 10.1

A sessão inicia com um *slide* retomando todos os tipos de atenção já apresentados (atenção seletiva, atenção alternada e atenção dividida), com uma breve explicação (focar a atenção em apenas um estímulo; alternar a atenção em dois ou mais estímulos e dividir a atenção em dois ou mais estímulos simultaneamente) e o questionamento se existe outro tipo de atenção.

Inicialmente o mediador deve tirar dúvidas dos tipos de atenção já apresentados e solicitar exemplos de cada uma das atenções. Caso os participantes tenham dificuldade de perceber que prestar atenção por um tempo prolongado gera mais cansaço, o mediado deve questionar se é a mesma coisa prestar a atenção em algo por 5 minutos e prestar atenção por 1 hora. É indicado que o mediador utilize os exemplos relatados pelo grupo, por exemplo: "É a mesma coisa prestar atenção na professora por 1 minuto e na aula inteira de Geografia por 50 minutos?"

Mesmo que os participantes não saibam indicar o motivo da diferença, é esperado que eles percebam que o esforço atencional é diferente.

Slide 10.2

É apresentado o *slide* com a definição de atenção sustentada, no qual é enfatizado que é a capacidade de manter o foco em uma determinada atividade com o mesmo rendimento por um tempo prolongado.

Após os exemplos de atenção sustentada, também deve ser solicitado que os participantes deem exemplos, focando nas situações familiares, escolares ou de trabalho.

Os exemplos apresentados são:

- Ficar atento durante toda a aula e aprender tudo: é necessário permanecer atento durante toda a aula para poder acompanhar as explicações e aprender tudo que está sendo ensinado.
- Estudar: é necessário permanecer atento ao ler, escrever e tentar compreender a matéria ensinada. Caso o tempo da atenção na matéria seja pequeno, o aprendizado evoluirá muito devagar.
- Montar um quebra-cabeça: é necessário permanecer um tempo na atividade para conseguir encontrar o local correto de todas as peças do quebra-cabeça.
- Procurar a letra "A" por um período prolongado (por exemplo, atividade de lição de casa solicitada na sessão 1; entregar o dobro de páginas para terem mais tempo de realizar a tarefa).

Slide 10.3

Neste *slide* é apresentada uma curiosidade sobre a atenção sustentada, questionando se eles sabiam que o tempo de permanência na atividade de uma criança e de um adulto são diferentes. O mediador deve explicar que o tempo de tolerância na atividade é menor para a criança do que para o adulto e perguntar se eles percebem a diferença no rendimento deles para os adultos, solicitando exemplos das situações vivenciadas.

Essa diferença não implica uma incapacidade ou inferioridade no rendimento das crianças, mas, sim, uma diferença natural na forma de manter a atenção sustentada.

Slide 10.4

Continuando a reflexão sobre o rendimento dos participantes na atenção sustentada, são apresentadas algumas imagens, com o questionamento se aquilo era "dificuldade em manter a atenção ou distração".

A primeira imagem tem uma mulher sentada em frente a uma mesa, dizendo: "Tento estudar, mas fico pensando no que está acontecendo na internet". Essa situação não é de atenção sustentada, porque, apesar da intenção de estudar, ela não está conseguindo manter sua produtividade. Na realidade, esta é uma representação de uma distração, algo que atrapalha o rendimento da atenção.

Slide 10.5

Na segunda imagem aparece um gráfico das "coisas que faço quando tenho que estudar", indicando que na maior parte do tempo "reclamo que tenho que estudar", uma pequena parte "falo para as pessoas que estou estudando" e uma menor ainda dizendo que "realmente estudo". Essa diferença nas atividades também não é um caso de sucesso de atenção sustentada, mas sim de situações de "fuga" da tarefa, mais um caso de distração.

O mediador deve usar os exemplos para indicar que manter a atenção por um tempo prolongado não é simplesmente ficar na mesma atividade por muito tempo, mas é necessário manter a produtividade na tarefa.

Slide 10.6

Atividade para simular a atenção sustentada. Para realização dos exercícios é necessário entregar as folhas impressas para os participantes realizarem individualmente e a correção será realizada, por meio dos *slides*, após todos terem terminado.

O mediador deve explicar que os exercícios são para simular a dificuldade de ficar por um tempo prolongado realizando a mesma atividade com o mesmo rendimento favorável, porém, como a sessão apresenta um limite de tempo preestabelecido, a duração na atividade não será necessariamente longa, mas será uma atividade que trará a sensação de esforço mental.

O objetivo do exercício é contar todas as formas geométricas solicitadas. Para isso são apresentadas ilustrações com mais de uma imagem geométrica, estando uma dentro da outra, ou se formando pela intersecção de outras figuras, por exemplo, triângulos subdivididos.

É necessário que eles mantenham a atenção nas formas geométricas por um tempo prolongado para não contarem errado ou se confundirem com as imagens apresentadas misturadas. Nesta atividade, o nível de dificuldade é crescente.

Quando todos os participantes tiverem acabado, o mediador solicita que eles falem a resposta. Caso alguém tenha encontrado menos imagens, é permitido eles mostrem as imagens que encontraram e peçam para os outros participantes darem dicas das imagens que não foram localizadas.

Slides 10.7, 10.8, 10.9 e 10.10
Exercício de contagem de formas geométricas.

- *Slide* 10.7: Exercício para contar a quantidade de triângulos.
- *Slide* 10.8: Exercício para contar a quantidade de retângulos.
- *Slide* 10.9: Exercício para contar a quantidade de retângulos.
- *Slide* 10.10: Exercício para contar a quantidade de triângulos.
- *Slides* 10.7a, 10.8a, 10.9a, 10.10a: São apresentadas as respostas.

Slide 10.11
No final dos exercícios, o mediador deve questionar como foi realizar a atividade e o que eles estão sentindo. É comum que nesse momento eles relatem sensações de cansaço, pressa, irritação, falta de paciência e perda de motivação. O mediador deve indicar que é normal que atividades de atenção sustentada gerem esse desgaste mental.

Slide 10.12
A partir disso, é apresentada a relação de atenção sustentada e humor, indicando que todos os humores extremos causam alteração na atenção.

- Felicidade vs. Tristeza: por exemplo, quando estamos tristes, a capacidade atencional diminui e, normalmente, quando precisamos fazer um esforço para prestar atenção em algo estando tristes, acabamos cometendo erros. Por outro lado, se estamos eufóricos, a nossa capacidade atencional fica ampliada para o tema de interesse, em contrapartida ela diminui para todos os outros estímulos, com isso a pessoa pode ter um rendimento atencional muito bom em um tema específico, mas poderá ter um número elevado de omissões das outras informações do ambiente.
- Coragem vs. Medo: por exemplo, a coragem é um sentimento que costuma dar sentido para nossas ações, nós sabemos o que está nos motivando e o que teremos que enfrentar para alcançar nosso obje-

tivo. Com isso, as pessoas ficam mais dispostas a fazer um esforço de permanecer com a atenção por um período maior porque elas veem um sentido na ação final. Por outro lado, o medo é um sentimento que costuma paralisar as pessoas pelo fato de elas não conseguirem enfrentar o que lhes causa medo. Nesse caso, a nossa atenção tenderá a ficar amplificada para o estímulo aversivo, e tudo no ambiente que pode ser um desencadeador desse estímulo já se torna aversivo por si só; nesses casos acabamos não prendendo atenção nas outras coisas, atendo-nos apenas ao que nos amedronta.

- Passividade vs. Estresse: por exemplo, o estresse diminui a tolerância para permanecer em uma atividade de atenção sustentada porque costumamos ficar tão apressados ou incomodados com tudo que a sensação de esforço mental já causa um incômodo muito grande. Por outro lado, uma pessoa que está vivenciando momentos de passividade, em que nada importa, também terá uma diminuição na tolerância para permanecer na atividade, porém, dessa vez o motivo será por não sentir que tem que forçar o suficiente para enfrentar e quebrar a passividade inicial.

O mediador deve estimular que cada participante relate como essas diferenças no humor influenciam a atenção deles. A intenção é que os participantes comecem a identificar quais são as reações emocionais que ajudam ou atrapalham o rendimento da atenção sustentada.

Slide 10.13

Neste *slide* é apresenta uma dica: "inibir respostas competitivas significa também inibir pensamentos e sensações desagradáveis que estão competindo com a tarefa".

O mediador deve indicar que nem sempre é fácil inibir os próprios pensamentos, porém, eles devem sempre prestar atenção se aquela preocupação está competindo com as suas atividades, tornando-se uma distração.

Slide 10.14

Neste momento são apresentadas algumas estratégias para ajudá-los a lidar quando o pensamento está competindo com a tarefa inicial.

- Repare se está ficando distraído pelos seus pensamentos: os pensamentos podem competir diretamente com o que você está fazendo. Se você não consegue parar de pensar em algo enquanto for fazer uma atividade, estará naturalmente dividindo a sua atenção, e pode ser que os pensamentos ganhem sua atenção, atrapalhando as suas atividades.
- Analise se você tem o controle dos problemas: se depende de você resolver o problema, você tem o controle, porém, se precisa que outra pessoa faça algo, o controle não está nas suas mãos, sendo assim, terá que esperar.
- Caso não consiga resolver o problema, adie a preocupação, assim não irá atrapalhar a atenção nas outras atividades do dia: faça esse questionamento, se não está na sua mão o controle do problema, em que você se beneficiará pensando sobre ele naquele momento? Pode ser que você não se beneficie em nada, pelo contrário, ainda perca um monte de informações do ambiente por não prestar atenção nas coisas que estão ao seu redor, fazendo com que o pensamento se torne uma distração.

Slide 10.15

Neste *slide* é apresentado um diagrama para indicar o que podemos fazer quando os pensamentos competem com as nossas ações. O diagrama inicia no: "Posso resolver este problema?" O indivíduo só deveria pensar no problema, se ele identificar que pode resolvê-lo. Caso ele reconheça que não consegue resolver o problema, ele terá que adiar sua resolução, sendo assim, a orientação seria que ele tentasse identificar quando poderia resolver o problema e, a partir disso, tentar manter a atenção no resto das suas obrigações.

Em seguida é apresentada a pergunta: "Vocês conseguem fazer isso?" Nesse momento o mediador deve questionar quais estratégias utilizam para conseguir adiar o pensamento do problema e voltar a atenção para atividade proposta.

Slide 10.16

Estratégias para usar nas situações do cotidiano e no estudo, para as emoções não atrapalharem a atenção.

Slide 10.17

Explicação da lição de casa, que deverá ser entregue em folha impressa para ser realizada individualmente (Anexo). O mediador deve entregar as folhas e explicar as atividades, nas quais os participantes terão que assinalar e contar as formas geométricas que aparecerem na imagem, sendo que na primeira tarefa eles deverão contar os círculos e elipses e na segunda deverão contar os triângulos. É indicado que o mediador lembre que um triângulo dividido pode gerar outro triângulo.

Por último, deverão terminar com o preenchimento da Ficha de Reação (Anexo) e finalizar com a conversa sobre a comparação das reações deles ao longo da sessão.

SESSÃO 11

Objetivos: retomar a tarefa de casa, retomar o conceito de atenção sustentada, realizar estimulação da atenção sustentada, trabalhar a tolerância e recordar as estratégias de rastreamento associadas à discriminação visual.

Fazer a correção da Lição de Casa, na qual o mediador entregará a folha de correção da Lição de Casa. Em seguida, entregar a Ficha de Reação para fazer a parte inicial (Anexo).

Slide 11.1

Esta sessão inicia com um *slide* para os participantes retomarem a definição de atenção sustentada. Em seguida, deve-se perguntar o tempo máximo que eles aguentam manter a atenção e o que sentem nesses momentos.

Slide 11.2

Neste *slide* aparece a pergunta: "Atenção precisa de esforço?", junto com a imagem de um homem jogando *videogame* e outra de um menino apoiando a cabeça na mão, sentado na mesa com o livro aberto. O mediador deve estimular que os participantes relatem a sensação que dá ao ver as imagens. Normalmente aparecem indicações de cansaço e de força de vontade. Caso esses dois aspectos não apareçam, o mediador pode dizer.

De qualquer maneira, o objetivo do mediador será enfatizar que permanecer por um tempo prolongado em uma tarefa, mantendo um rendimento satisfatório, é algo desgastante e que é necessário fazer um esforço para persistir. As situações em que nos sentimos motivados tendem a facilitar a tolerar o esforço atencional.

Slide 11.3

A partir dessa discussão, são apresentadas outras imagens nas quais aparecem pessoas com expressões que sugerem um esforço e um cérebro se exercitando. O mediador deve estimular que eles indiquem se eles têm essa sensação de esforço ao manter a atenção por um tempo prolongado. Muitas vezes a resposta será: "depende".

A resposta "depende" dá margem ao mediador retomar os aspectos que influenciam e facilitam a atenção já citados nas sessões anteriores, como motivação, complexidade da tarefa, ausência de distração, entre outros.

Slide 11.4

Este *slide* apresenta o questionamento: "Quando nos sentimos frustrados, é mais difícil permanecer na atividade? O esforço tem que ser maior?" O mediador deve solicitar que os participantes deem exemplos do seu cotidiano visando à autocrítica dos participantes sobre a reação deles e como a frustração influencia nas atividades que necessitam de atenção.

Apenas após discussão, apresentar a resposta: "Sim! É comum que vocês queiram desistir". Nesse momento é importante que o mediador enfatize que esta é uma reação comum das pessoas, mas isso não significa que eles devem desistir. Em seguida, aparece a próxima frase com a dica para eles não desistirem por causa da frustração.

Slide 11.5

A atividade proposta para esta sessão é a conhecida popularmente como do jogo dos 7 erros, porém, foram propostas atividades com níveis de dificuldades crescentes de forma gradual (3 erros, 4 erros, 5 erros, 6 erros, 7 erros, 8 erros e por fim 10 erros).

São apresentadas duas imagens praticamente idênticas, a não ser por alguns detalhes diferentes, os quais devem ser localizados. Como as diferenças são sutis, é necessário prestar atenção por um tempo prolongado para comparar as imagens. Apenas quando todos os participantes terminarem a atividade é que o mediador poderá mostrar o *slide* com as respostas corretas. Nesta atividade o nível de dificuldade é crescente.

O mediador pode entregar uma folha em branco para que eles anotem as respostas. Caso os participantes tenham muita dificuldade, é permitido entregar as atividades impressas, porém, é indicado que o mediador estimule que a tarefa seja realizada apenas na reprodução dos *slides*, pois isso torna o exercício mais difícil, e, como a ideia é simular a atenção sustentada, é necessário que haja a simulação do esforço mental, mesmo que por um período pequeno.

O mediador deve estimular que todos os participantes encontrem os erros. Caso alguém tenha dificuldade, o mediador pode solicitar que os outros deem dicas para quem não achou tudo. Caso ninguém tenha encontrado algum erro, é permitido que o mediador dê as dicas para eles localizarem o erro que falta. Isso não significa dar a resposta, por exemplo, o mediador pode dizer "reparem no rosto do menino", mas não deve dizer "o nariz está diferente".

Slides 11.6, 11.7, 11.8, 11.9, 11.10 e 11.11
Jogo para achar os erros.

- *Slides* 11.6a, 11.7a, 11.8a, 11.9a, 11.10a, 11.11a: São apresentadas as correções.
- *Slide* 11.6: O participante deverá achar 3 erros.
- *Slide* 11.6a: Rabo do gato, perna da mesa e boca do cachorro.
- *Slide* 11.7: O participante deverá achar 4 erros.
- *Slide* 11.7a: Nuvem, bola, cor do sapato e boné do menino
- *Slide* 11.8: O participante deverá achar 5 erros.
- *Slide* 11.8a: Sombra da mesa, sumiu um quadro, desenho da onda invertido no outro quadro, folha verde e copo em cima do balcão.
- *Slide* 11.9: O participante deverá achar 6 erros.
- *Slide* 11.9a: Pata do galo, pata da galinha, pintinho, janela, folha no chão e cerca de jardim.
- *Slide* 11.10: O participante deverá achar 7 erros.
- *Slide* 11.10a: Moldura do quadro, ponteiro do relógio, caminhão, livro na prateleira, cor da letra "F" do dado, cor da cadeira e puxador do gaveteiro.
- *Slide* 11.11: O participante deverá achar 8 erros.
- *Slide* 11.11a: Luneta, janela, cor da boca da menina, cor da bermuda, orelha do relógio de ursinho, travesseiro, pé da cama e bolinhas laranjas na camiseta verde.

Slide 11.12
Após a realização de todos os exercícios, é apresentado um *slide* perguntando como foi o rendimento deles: se foi prazeroso, se ficaram cansados, se fi-

caram irritados, se ficaram apressados, se sentiram frustração, se conseguiram persistir na tarefa ou se desistiram na metade.

O mediador deve trabalhar a autopercepção do rendimento atencional dos participantes, incluindo as reações emocionais e físicas.

Slide 11.13

São apresentadas algumas estratégias para resolução de jogos deste tipo:

- Faça rastreamento visual da esquerda para direita (sentido da leitura): esse sentido é o mais fácil para acompanharmos visualmente.
- Compare as imagens por quadrantes: olhe primeiro quadrante superior na esquerda, depois o do lado, o superior na direita, depois os debaixo, o inferior na esquerda e por último o inferior na direita.
- Escolha o que comparar primeiro (cor, tamanho, forma, quantidade): assim você verifica as diferenças nas cores da imagem para depois trocar para os tamanhos, e assim por diante.
- Além de procurar o que está diferente, preste atenção para ver se tem algo faltando: muitas vezes o jogo dos 7 erros contém algo que está faltando.

Slide 11.14

Após apresentação das estratégias do jogo, é oferecido um desafio. Nesta atividade o participante deverá achar 10 erros – desafio.

É importante que o mediador estimule os participantes para não desistirem até acharem todos os erros. É possível que algum participante relate que "dez erros é muito", porém, observamos que, quanto mais itens errados a imagem contém, mais rápido acharão os primeiros erros. A dificuldade estará em permanecer na tarefa até achar todos os erros.

- *Slide* 11.14a: Nuvem, cabelo do menino, nariz do menino, flor presa na blusa do menino, prendedor de cabelo da menina, botão do vestido da menina, cerca de jardim, coração, flor amarela e cor da pétala rosa.

Slide 11.15

O *slide* contém a frase: "Se as atividades de atenção sustentada causam muito cansaço ou vocês não toleram permanecer na tarefa, façam intervalos! Mas lembrem-se de sempre voltar depois!"

É importante que o mediador lembre que os intervalos servem como descanso, mas não podem ser uma interrupção.

O indicado é que os intervalos sejam programados, por exemplo, a cada 1 hora de estudo é feita uma pausa, com um período menor, por exemplo, 15 minutos. Quanto mais tempo de permanência na tarefa, maior será o intervalo, porém, este nunca deve ser do mesmo tempo que a tarefa.

Slide 11.16

Estratégias para usar nas situações do cotidiano e no estudo para favorecer a tolerância nas tarefas que exigem esforço mental.

Slide 11.17

Explicação da lição de casa que deverá ser entregue em folha impressa para ser realizada individualmente (Anexo). O mediador deve entregar as folhas e explicar as atividades. Nesta lição de casa, os participantes deverão achar os sete erros das figuras.

O mediador deve dar como dica que, para a atividade ficar mais fácil, eles devem fazer um planejamento no rastreamento visual enquanto procuram os erros. O mediador pode lembrar aos participantes que são sete coisas que estão diferentes, podendo ser tanto algo que está diferente no desenho quanto algo que está faltando.

- Imagem cozinha: porta do armário, torneira, porta da geladeira, botão do depurador de ar (em cima do fogão), vidro do forno, lustre e xícara de café na mesa.
- Imagem crianças: nuvem, flor na tiara de cabelo, sombra do menino, cor dos shorts do menino, bolso no vestido verde, listras da saia lilás e flor roxa no chão.

Por último, deverão terminar com o preenchimento da Ficha de Reação (Anexo) e finalizar com a conversa sobre a comparação das reações deles ao longo da sessão.

SESSÃO 12

Objetivos: retomar a tarefa de casa, retomar o conceito de atenção seletiva, atenção alternada, atenção dividida e atenção sustentada, realizar estimulação da atenção sustentada, discutir sobre relação entre reações emocionais e agitação motora e ensinar estratégias para lidar com o cansaço mental.

Fazer a correção da Lição de Casa, na qual o mediador entregará a folha de correção da Lição de Casa. Em seguida, entregar a Ficha de Reação para fazer a parte inicial (Anexo).

Slide 12.1

A sessão inicia retomando a definição de atenção sustentada, na qual o mediador deve pedir para os participantes definirem os conceitos. Para isso são apresentados os nomes dos subtipos (seletiva, alternada, dividida e sustentada) e uma imagem que representa uma dica daquela atenção.

- Atenção seletiva: imagem da palavra de várias pessoas, sendo que uma delas está destacada com uma lupa e com a cor diferente (sugerindo que aquela pessoa tem um foco sob ela) – capacidade de selecionar apenas parte dos estímulos disponíveis no ambiente enquanto mantém os demais excluídos.
- Atenção alternada: uma seta branca para o lado esquerdo e uma seta preta para o lado direito e no meio a palavra "troca" – capacidade de alternar entre estímulos ou conjunto de estímulos sucessivamente.
- Atenção dividida: uma imagem de uma mulher com vários braços, sendo que em cada mão está segurando um objeto – capacidade de focar a atenção em dois ou mais estímulos distintos para executar diversas tarefas distintas simultaneamente.

- Atenção sustentada: imagem de uma pessoa segurando uma ampulheta – capacidade de manter o foco em uma determinada atividade com o mesmo rendimento por um tempo prolongado.

O objetivo deste *slide* é que o mediador não precise conceituar os subtipos porque os próprios participantes irão descrever, mas, caso necessitem, as imagens servirão de dicas para eles. Caso apareçam conceitos inadequados, o mediador deve corrigir.

Slide 12.2
Em seguida é feita a pergunta: "É possível ter uma melhor capacidade atencional em um tipo de atenção e não nos outros?" A resposta para essa pergunta é "Sim". Em seguida o mediador pergunta: "Para qual tipo de atenção vocês têm mais facilidade?" Deve-se lembrar que não há resposta errada.

Slide 12.3
Neste *slide* é apresentada a seguinte dica: "É normal sentir cansaço e/ou vontade de desistir das atividades que envolvem atenção sustentada. Mas não desistam! O esforço vale a pena." A partir dessa frase, o mediador consegue reforçar a importância deles nunca desistirem ao sentirem cansaço mental.

Slide 12.4
Neste *slide* é apresentada a instrução do exercício desta sessão, que é achar a sombra igual à do modelo, entre seis imagens bem parecidas.

O participante deve manter a atenção sustentada para dar tempo de excluir cinco imagens (após identificar as diferenças) e escolher a única imagem totalmente igual. As atividades apresentam nível crescente de dificuldade.

O mediador pode entregar as atividades impressas, porém, é indicado que o mediador estimule que a tarefa seja realizada apenas na reprodução dos *slides*, pois isso torna o exercício mais difícil, e como a ideia é simular a atenção sustentada, é necessário que haja a simulação do esforço mental, mesmo que por um período pequeno.

Em seguida, são apresentadas algumas dicas para os participantes, indicando para eles prestarem atenção nos detalhes e orientando-os que, como é um exercício de atenção sustentada, é normal eles sentirem cansaço durante a execução da atividade.

Durante cada atividade, o mediador deve estimular que os participantes façam com calma, observando todos os detalhes, de modo que eles sejam capazes de indicar a resposta correta, mas que também justifiquem o motivo das outras estarem erradas, para evitar que eles simplesmente "chutem" a resposta. Apenas quando todos os participantes terminarem a atividade é que o mediador poderá mostrar o *slide* com as respostas corretas.

Slides 12.5, 12.6, 12.7, 12.8, 12.9, 12.10, 12.11 e 12.12

Exercícios para achar a figura igual.

- *Slides* 12.5, 12.6, 12.7, 12.8: Nestes exercícios são apresentadas as imagens do modelo em preto e branco e as respostas em sombra, sendo necessário apenas fazer a comparação entre figuras para achar a sombra igual.
- *Slides* 12.9, 12.10, 12.11, 12.12: Nestes exercícios são apresentadas as imagens do modelo coloridas e as respostas em sombra, sendo necessário imaginar como ficaria a imagem no formato sombra para depois identificar a resposta correta. Nesse caso, estimula-se tanto a atenção sustentada quanto a flexibilidade cognitiva e a abstração.
- *Slides* 12.5a, 12.6a, 12.7a, 12.8a, 12.9a, 12.10a, 12.11a, 12.12a: São apresentadas as respostas.
- *Slides* 12.5a: Sombra de número 5 é a igual.
- *Slides* 12.6a: Sombra de número 3 é a igual.
- *Slides* 12.7a: Sombra de número 4 é a igual.
- *Slides* 12.8a: Sombra de número 6 é a igual.
- *Slides* 12.9a: Sombra de número 6 é a igual.
- *Slides* 12.10a: Sombra de número 6 é a igual.
- *Slides* 12.11a: Sombra de número 2 é a igual.
- *Slides* 12.12a: Sombra de número 4 é a igual.

Slide 12.13

O mediador deve propor uma reflexão sobre o rendimento dos participantes durante a atividade abordando a quantidade de erros, a capacidade de analisar antes de responder, a presença da impulsividade, as reações emocionais e as reações corporais.

São apresentadas sequências de figuras de um menino sentado na sala de aula deitado na mesa, segurando a cabeça e conversando com a colega. As imagens sugerem variações no comportamento que costumam estar presentes quando está difícil de se manter a atenção sustentada.

Slide 12.14

São apresentadas algumas estratégias para usar quando eles perceberem que as reações emocionais e corporais indicam o cansaço mental.

- Programe as pausas nas atividades extensas: os intervalos ajudam a recarregar a energia.
- Aos poucos aumente o tempo entre os intervalos: é indicado que aos poucos o indivíduo aumente tempo entre um intervalo e outro, deste modo, se atualmente você precisa fazer um intervalo a cada meia hora, talvez na semana que vem você já aguente esperar 40 minutos e assim por diante.
- Use ampulheta ou um cronômetro para marcar o tempo de duração da atividade: o suporte concreto auxilia a diminuir a ansiedade pela espera do descanso.

Slide 12.15

Em seguida é apresentada uma imagem de um rapaz com a mão no rosto e expressão de sofrimento, e a frase "A agitação motora pode ser um indicativo de que está difícil manter a atenção sustentada. Porém, isso não é uma regra."

Pode ser que a agitação motora seja um sinal de cansaço nas tarefas de atenção sustentada, porém, ela também pode indicar uma tentativa de fugir das tarefas, simplesmente porque está difícil ou porque não está motivado o suficiente. É necessário tomar cuidado para não generalizar e considerar que toda agitação motora indica dificuldade na atenção.

Slide 12.16

Estratégias para usar nas situações do cotidiano e no estudo para identificar quando a agitação motora pode ser um indicativo de que está sendo difícil manter a atenção.

Slide 12.17

No último *slide* aparece um botão com um ponto de exclamação vermelho (sugerindo algo importante que deve ser destacado) e a frase: "Utilizem as estratégias para diminuir as distrações e favorecer o rendimento atencional".

O mediador deve lembrá-los da importância deles continuarem observando o rendimento nas tarefas que envolvem atenção e se possível utilizarem as estratégias de compensação para diminuir os momentos de distração, a fim de reduzirem os prejuízos na vida prática.

Nesse momento é indicado que o mediador solicite que os participantes relembrem algumas das estratégias de compensação. Caso os participantes não consigam se lembrar de nenhuma dica, é indicado que o mediador peça para eles relatarem quais estratégias eles usaram na resolução das atividades realizadas durante os atendimentos.

Em seguida o mediador apresenta algumas sugestões (que foram relatadas ao longo das doze sessões):

- Pausas ou intervalos.
- Uso do cronômetro ou ampulheta para marcar um período para atividade.
- Rastreamento visual no sentido da escrita (esquerda para direita).
- Gritar ou destacar partes importantes dos textos.
- Usar material concreto para auxiliar informações verbais.
- Fazer um *checklist*.
- Elencar qual é a prioridade entre as tarefas.

Deve-se lembrar que, como esta é a última sessão, não haverá lição de casa ou ficha de reação na tarefa de atenção.

Por último, deverão terminar com o preenchimento da Ficha de Reação (Anexo) e finalizar com a conversa sobre a comparação das reações deles ao longo da sessão. O mediador deve comparar as doze Fichas de Reações preenchidas ao longo da intervenção, como indicador de eficácia. Além disso, caso tenha sido utilizado algum teste ou escala comportamental, eles deverão ser reaplicados para auxiliar na comparação do rendimento dos pacientes. Vale lembrar que a escolha do teste e/ou escala comportamental deverá ser realizada de acordo com a formação do mediador e o objetivo da avaliação.

CONSIDERAÇÕES FINAIS

Este programa se propôs a dar instruções de como realizar uma intervenção para queixas atencionais em crianças e adolescentes associando a psicoeducação do déficit de atenção à execução de atividades de treino da atenção e o uso das funções executivas (planejamento, controle inibitório, flexibilidade cognitiva, automonitoramento) para favorecer a atenção.

Contudo, é importante que o mediador sempre lembre que existem outras atividades que também estimulam a atenção e ele pode ampliar o número das sessões da intervenção com essas atividades ou pode dar dicas de tarefas para serem realizadas em casa que apresentam a mesma função daquelas treinadas nas sessões.

A seguir serão apresentadas algumas das atividades que podem ser utilizadas e apresentam habilidades requeridas similares:

- Sessão 1: "rastreamento visual" – existem livros comercializados que apresentam a mesma proposta dessas atividades, por exemplo, onde estão os carros, onde estão os dinossauros, onde estão as princesas, entre outros personagens da Disney ou de filmes.
- Sessão 2: atividades para achar o erro – atividades do estilo pegadinha apresentam esse propósito, sendo encontradas em livros de charadas e adivinhações nos quais a pessoa tem que ficar atenta às instruções para não cometer erros. Além disso, é possível realizar atividades de automonitoramento, nas quais o indivíduo deve ler frases, histórias e achar o que não faz sentido. Inclusive é permitido que o aplicador use os textos dos próprios participantes para eles acharem o que está errado.
- Sessão 3: caça-palavras – existem livros comercializados em bancas de revistas e em livrarias e atividades gratuitas na internet para fazer online ou imprimir. Em ambos os locais são apresentadas caça-palavras por nível de dificuldade: iniciante/fácil, médio, avançado/difícil.

- Sessão 4: labirinto – na internet existem vários sites para imprimir gratuitamente atividades de labirintos. A maioria dos sites não possui a resposta. Nesse caso é indicado que, antes de entregar para os participantes, o mediador aprenda o caminho correto, para caso precise dar dicas.
- Sessão 5: exercícios de ligar os pontos – na internet existem outras atividades de alternância de pontos, nas quais normalmente o objetivo é descobrir uma imagem que irá aparecer a partir do contorno dos pontos.
- Sessão 6: contagem alternada – é possível que o aplicador crie inúmeros exercícios similares, ele só deve alternar os itens que os participantes devem contar a cada linha.
- Sessão 7: jogo "mau-mau" – existem alguns jogos de baralho comercializados que são similares, por exemplo, "Uno" e "Can can".
- Sessão 8: som – uma opção de atividade de atenção com som é solicitar que eles completem as palavras que estão faltando de uma música enquanto a ouvem pela primeira vez ou que eles tentem reconhecer quais instrumentos são usados nas diferentes músicas ou que eles façam exercícios de dramatização de falas, nos quais todos os participantes falam a mesma frase, porém, cada pessoa irá usar um tom de voz (podendo soar como bravo, carinhoso, medroso, entre outras opções) e os outros participantes vão tentar descobrir qual foi a intenção dele ao falar aquela frase com aquele tom de voz.
- Sessão 9: atividades de "ir x não ir" – é possível que o aplicador crie inúmeros exercícios similares, ele só deve inverter as instruções, por exemplo, quando aparece a palavra "lápis", deve-se falar "borracha" e quando aparece a palavra "borracha", deve-se falar "lápis". Outra opção é ver um rosto feliz e dizer "triste"; e ver um rosto triste e dizer "feliz"
- Sessão 10: contagem das formas geométricas – é possível que o aplicador crie inúmeros exercícios similares, ele deve fazer figuras sobrepostas, podendo variar as cores e tamanho das figuras, a depender da intenção de deixar mais fácil ou mais difícil.
- Sessão 11: jogo dos 7 erros – existem livros comercializados em bancas de revistas e em livrarias e atividades gratuitas na internet para fazer online ou imprimir. Nesses locais são apresentados jogos por nível de dificuldade: iniciante/fácil, médio, avançado/difícil.
- Sessão 12: achar o igual – na internet existem vários sites para imprimir gratuitamente atividades para achar o igual, principalmente os exercícios "ache a sombra igual ao personagem".

- Outras opções para atividade de atenção seletiva: jogos comercializados em que é necessário procurar algo específico, por exemplo, "Lince", "Olho Biônico", "Olha Bem", "Quem procura acha", "Pictureka!", entre outros.
- Outras opções para atividade de atenção alternada: jogos de execução com manual de instrução: "Tangram" (devem-se formar figuras com peças geométricas a partir do desenho de figuras no manual); fazer dobraduras (coração, navio, barco, balão, *tsuru*); jogos de planejamento e atenção visuoespacial, por exemplo, "Hora do Rush", "Atenção no trânsito".
- Outras opções para atividades de atenção dividida: fazer transcrição de áudios (escrever enquanto escuta); atividades do cotidiano (lavar louça e conversar, dirigir e descrever o caminho, entre outras).
- Outras opções para atividade de atenção sustentada: quebra cabeça com uma grande quantidade de peças; aplicativos de celular e *tablet* que têm por objetivo o "treinar a cabeça" ("*Brain trainer*"). Esses aplicativos apresentam tarefas de velocidade, atenção, lógica, flexibilidade e memória.

Ao usar essas atividades, é importante que os participantes identifiquem como eles percebem seu rendimento atencional e quais estratégias podem usar para tentar melhor um pouco o resultado, por exemplo, diminuir o ritmo para não ter erros; reler antes de entregar para corrigir erros; analisar antes de responder para diminuir a impulsividade; organizar e planejar as tarefas para facilitar na hora de executar; entre outras estratégias que foram abordadas ao longo do manual.

REFERÊNCIAS BIBLIOGRÁFICAS

1. Lezak MD. Neuropsychological assessment. 3. ed. New York: Oxford University Press; 1995.
2. Argollo N. Transtorno do déficit de atenção com hiperatividade: aspectos neuropsicológicos. Psicologia Escolar e Educacional. 2003;7(2):197-201.
3. Lima RF. Compreendendo os mecanismos atencionais. Ciência e Cognição. 2005;6:113-22.
4. Luria AR. Fundamentos de neuropsicologia. Tradução: Juarez Aranha Ricardo. Rio de Janeiro: Livros Técnicos e Científicos; São Paulo: Edusp; 1981.
5. Sternberg RO, Sternberg K. Psicologia cognitiva. 7. ed. Porto Alegre: Artmed; 2016.
6. Sohlberg MM, Mateer CA. Reabilitação cognitiva: uma abordagem neuropsicológica integrada. Tradução e revisão científica: Maria Cecília Brandão. 2. reimpressão. São Paulo: Santos; 2011.
7. Abrisqueta-Gomes J, et al. Reabilitação neuropsicológica: abordagem interdisciplinar e modelos conceituais na prática clínica. Porto Alegre: Artmed; 2012.
8. Malloy-Diniz LF, Fuentes D, Mattos P, Abreu N. Avaliação neuropsicológica. Porto Alegre: Artmed; 2010.
9. Serafim AP, Saffi, F. Neuropsicologia forense. Porto Alegre: Artmed; 2015.
10. Conselho Federal de Psicologia. Resolução n. 9/2018 de 25 de abril de 2018. Disponível em: http://satepsi.cfp.org.br/docs/Resolu%C3%A7%C3%A3o-CFP-n%C2%BA-09-2018-com-anexo.pdf.
11. Wilson BA. Cognitive rehabilitation: how it is and how it might be. Journal of the International Neuropsychological Society. 1997;3(5):487-96.
12. Salum Júnior GA. Transtornos mentais comuns na infância: estudos de mecanismos genéticos e neuropsicológicos [tese]. Rio Grande do Sul: Faculdade de Medicina da Universidade Federal do Rio Grande do Sul; 2012.
13. Bastos CL. Avaliando o TDAH. Psychiatry on line Brasil. 2011;16(12).
14. Jarros RB, Salum GA, Silva CT, Toazza R, Becker N, Agranonik M, et al. Attention, memory, visuoconstructive, and executive task performance in adolescents with anxiety disorders: a case-control community study. Trends Psychiatry Psychother. 2017;39(1):5-11.
15. Dickstein DP, Treland JE, Snow J, McClure EB, Mehta MS, Towbin KE, et al. Neuropsychological performance in pediatric bipolar disorder. Biol Psychiatry. 2004;55(1):32-9.
16. Doyle AE, Wilens TE, Kwon A, Seidman LJ, Faraone SV, Fried R, et al. Neuropsychological functioning in youth with bipolar disorder. Biology Psychiatric. 2005;58(7):540-8.
17. Borges JL, et al. Avaliação neuropsicológica dos transtornos psicológicos na infância: um estudo de revisão. Psico-USF. 2008;13(1):125-33.
18. American Psychiatric Association. Manual diagnóstico e estatístico de transtornos mentais, 5.ed. (DSM-5). Porto Alegre: Artmed; 2014.

19. Santos LF, Vasconcelos LA. Transtorno de déficit de atenção e hiperatividade em crianças: uma revisão interdisciplinar. Psicologia: Teoria e Pesquisa. 2010;26(4):717-24.
20. Sertori PLCF, Serafim AP. A eficácia de um programa de treino da atenção e orientação parental de crianças e adolescentes com transtornos psiquiátricos [dissertação]. São Paulo: Instituto de Psicologia da Universidade de São Paulo; 2018.
21. Cortese S, Ferrin M, Brandeis D, Buitelaar J, Daley D, Dittmann RW, et al. Cognitive training for attention-deficit/hyperactivity disorder: meta-analysis of clinical and neuropsychological outcomes from randomized controlled trials. Journal of the American Academy of Child & Adolescent Psychiatry. 2015;54(4):164-74.
22. Daley D, Oord Van Der S, Ferrin M, Cortese S, Danckaerts M, Doepfner M, et al. Practitioner review: current best practice in the use of parent training and other behavioural intervention in the treatment of children and adolescents with attention deficit hyperactivity disorder. J Child Psychol Psychiatry. 2018;59(9):932-47.
23. Cantieri CN, Ribeiro AF, Khoury LP, Seraceni MFF, Macedo LFR, Carreiro LRR. Treino cognitivo em crianças e adolescentes com sinais de desatenção e hiperatividade: proposta de protocolo de intervenção neuropsicológica nos domínios verbal e executivo. Cadernos de Pós-Graduação em Distúrbios do Desenvolvimento. 2012;12(1):98-107.
24. Pereira RS, Costa S. PEA: Programa de estimulação na atenção. A. J. Sá Pinto e Filho Enc Ltda – Siseu; 2014.
25. Rocca CCA, Oliveira GMR, Ribeiro LP, Assed MM, Carvalo MKHV, Sertori PLCF. Reabilitação neuropsicológica para crianças e adolescentes com transtornos mentais: aspectos gerais. In: Boarati MA; Pantano T; Scivoletto S. Psiquiatria da infância e adolescência: cuidado multidisciplinar. Barueri: Manole; 2016.
26. Grevet EH, Abreu PB, Shansis F. Proposta de uma abordagem psicoeducacional em grupos de pacientes adultos com transtorno de déficit de atenção/hiperatividade. Rev Psiquiatria do Rio Grande do Sul. 2003;25(3):446-52.
27. Monteiro LC, Saffi F. Atenção. In: Serafim AP, Saffi F, organizadores. Neuropsicologia forense. Porto Alegre: Artmed; 2015. p. 71-7
28. Rohde LA, Barbosa G, Tramontina S, Polanczyk G. Transtorno de déficit de atenção/ hiperatividade. Rev Brasileira Psiquiatra. 2000;22(3):2.
29. Diamond A. Executive functions. Annual Review of Psychology. 2013;64:135-68.
30. Braga JL. Atenção concentrada e atenção difusa: elaboração de instrumentos de medida [dissertação]. Brasília: Instituto de Psicologia da Universidade de Brasília; 2007.
31. Cambraia SV. Teste AC. 3. ed. São Paulo: Vetor, Editora PsicoPedagógica; 2003.
32. Noronha APP, Sisto FF, Bartholomeu D, Lamounier R, Rueda FJM. Atenção sustentada e concentrada: constructos semelhantes? Revista Psicologia: Pesquisa e Trânsito. 2006;2(1):29-36.
33. Rozestraten RJA. Psicologia do trânsito: conceitos e processos básicos. São Paulo: Ed. EPU e Edusp; 1988

ANEXO

Ficha de reação

SESSÃO: ____

Nome: _____ Data: _____

Horário início: _____ Horário final: _____

INÍCIO

Antes de iniciar, você estava se sentindo:			
( ) com sono	( ) com fome	( ) cansado	( ) com preguiça
( ) triste	( ) alegre	( ) preocupado	( ) motivado
( ) raiva	( ) ansioso	( ) outro	

FINAL

Assinale o rosto que representa como você se saiu durante as atividades:

Ao terminar, você estava se sentindo:			
( ) satisfeita	( ) frustrada	( ) cansada	( ) com preguiça
( ) triste	( ) alegre	( ) preocupada	( ) motivada
( ) raiva	( ) ansioso	( ) outro	

Fez uso de alguma estratégia compensatória? Qual?

_____

_____

_____

ÍNDICE REMISSIVO

A

Achar
  a imagem igual ao modelo 16
  a sombra 10
  o igual 84
Agente generalizador 4, 7
Alerta 13
Ambiente escolar 4, 9
Ansiedade 6
Aprender tudo 66
Atenção
  alternada 2, 10, 77
  dividida 2, 10, 77
  involuntária 1
  seletiva 2, 7, 10, 15, 77
    visuoespacial 30
  sustentada 2, 10, 66, 78
  tipos 1
  voluntária 1
Atividades
  de atenção alternada 85
  de atenção dividida 85
  de atenção seletiva 85
  de atenção sustentada 85
  de identificação do som 55
  de "ir x não ir" 10, 84
  de treino cognitivo 10
  de treino da atenção 9
  motoras 33
  para achar o erro 83
  para achar o modelo 16
  para induzir o erro 10
  para simular a atenção sustentada 67
  visuoespacial 31

A

Autocontrole 60
Avaliação neuropsicológica 3, 4

B

Brain trainer 85
Brincadeiras/piadas 57

C

Caça-palavras 10, 29, 83
Capacidade de imaginar como uma
    cena seria 30
Checklist 43
Cognição 1
Comportamento opositor 7
Compreensão
  das instruções 10
  e produção verbal 10
Conceito de controle inibitório 60
Contagem
  alternada 84
  das formas geométricas 10, 84
Controle das interferências 60
Controle inibitório 10, 61
Conversar enquanto cozinha 47
Coordenação motora 10
Coragem vs. medo 68
Correção da Lição de Casa 60
Cotidiano 9
Criar história pelos sons 10

D

Déficit de atenção 20
Definições dos tipos de atenção 9
Desatenção 6, 7

Desenhar mapas geográficos 33
Discriminação
auditiva 10
dos detalhes 10
Distração 21
Drogas 14

E

Efeito de drogas 14
Estimulação
cognitiva 3
da atenção 7
seletiva 13
neuropsicológica 4
Estímulos
ameaçadores do ambiente 6
diferentes 23
distratores 21
repetitivos 23
Estratégias 32
compensatórias 7, 9
Estudar 66
Exercício
de escolha dos produtos 16
de ligar os pontos 84
Explicação da lição de casa 33

F

Falsidade/ironia 57
Falta de objetivos 14
Felicidade vs. tristeza 68
Ficha de reação 9, 12, 17, 89
Flexibilidade cognitiva 10, 36
Foco atencional 36
Fome 14
Formas geométricas 67
Frases curtas e eficazes 23
Função cognitiva 5
Funções atencionais 1

H

Habilidade requerida
adjacente 10

principal 10
Habilitar ou estimular a função cognitiva 5
Hiperatividade 6, 7

I

Impulsividade 6, 31
Interação social 3
Interesse no outro 23
Intervenções de treino cognitivo 8

J

Jogo
"Bom dia, meu senhor" 52
com cartas de baralho "mau-mau" 47
de baralho "mau-mau" 10
dos 7 erros 84
dos erros 10
"mau-mau" 48, 84
para achar os erros 74

L

Labirinto 10, 84
Ler *e-mail* durante uma reunião 47
Lição de casa 8, 17, 24
Ligar os pontos 10, 35
Lista de verificações 43
Livros de charadas e adivinhações 83
Localizar e contar 10

M

Mediador 23
Memória operacional 10
Minissíndrome frontal 6
Montar um quebra-cabeça 66
Motivação 50

N

Não conseguir vs. não querer tentar 57
Neuropsicologia 3, 6

O

Omissão 7
Operacionalidade da atenção 2
Organização do material 13
Orientação no espaço 30
Orientações e ensino das estratégias 9

P

Palavra "atenção" 22
Papel do aplicador 12
Passividade vs. estresse 69
Pedir vs. mandar: 57
Percepção visual dos objetos em uma
cena 30
Planejamento 10
de rotas 30
Poluição visual e sonora 15
Prestar atenção por um tempo prolon-
gado 65
Processamento
automático 1
controlado 1
Programa de estimulação da atenção 8
Psicoeducação 8, 9, 53
sobre atenção 13

Q

Quadro de dicas 20
Quebra-cabeça 33

R

Raciocínio lógico 10
Raiva 37
Rastreamento visual 10, 43, 75, 76, 83
Reabilitação
cognitiva 4
neuropsicológica 3, 4
Reações dos outros 57
Receita de bolo 33
Reflexão 56
Rendimento

da atenção sustentada 69
dos participantes na atenção sustentada 66
na atividade 27

S

Seguir regras 10
Sensação
de esforço mental 69
que dá ao ver as imagens 72
Significado da palavra atenção 13
Síndrome disexecutiva 6
Sobrecarga de informações 14
Som 84
Sono 1, 14

T

Tempo
de reação 61
de tolerância na atividade 66
Testes neuropsicológicos 7
Timbre de voz 57
Transcrição de áudios 85
Transtornos
afetivo bipolar 6
de conduta 6
de déficit de atenção e hiperatividade
6, 19, 21
desafiador opositor 6
do neurodesenvolvimento 21
específicos da aprendizagem 6
mentais 6
e a atenção 6
Treinar a cabeça 85
Treino da atenção 6, 8

V

Viés atencional 6
Vigília 1, 13
Visuoconstrução espacial 10

SLIDES

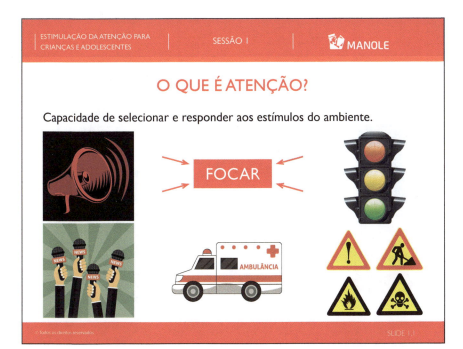

QUANDO TEMOS ATENÇÃO?

Vigília e alerta

- Estado no qual respondemos aos estímulos sensoriais.

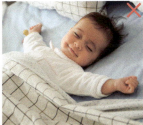
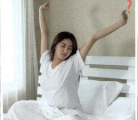
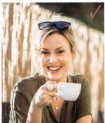

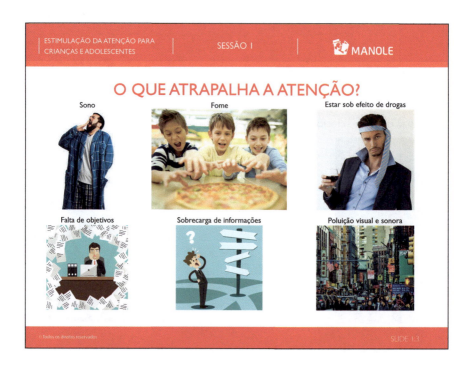

ATENÇÃO SELETIVA

Capacidade de selecionar apenas parte dos estímulos disponíveis no ambiente enquanto mantém os demais excluídos.

- Ir ao mercado e procurar uma marca específica de salgadinhos no meio da prateleira de salgadinhos.
- Ouvir as explicações do médico sobre os remédios.
- Ouvir a professora na sala de aula barulhenta.
- Atividade para procurar a letra "A" no meio de outras letras.

| ESTIMULAÇÃO DA ATENÇÃO PARA CRIANÇAS E ADOLESCENTES | SESSÃO I | MANOLE |

ESCOLHA DE PRODUTOS

Quando vocês estão no supermercado diante dos produtos, como escolhem o que querem comprar?

- Preço?
- Marca?
- Cor da embalagem?
- Escolha aleatória?

Lembrem-se: não há resposta errada!

| ESTIMULAÇÃO DA ATENÇÃO PARA CRIANÇAS E ADOLESCENTES | SESSÃO I | MANOLE |

Produto de limpeza

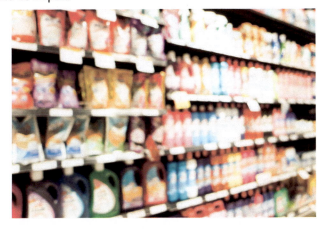

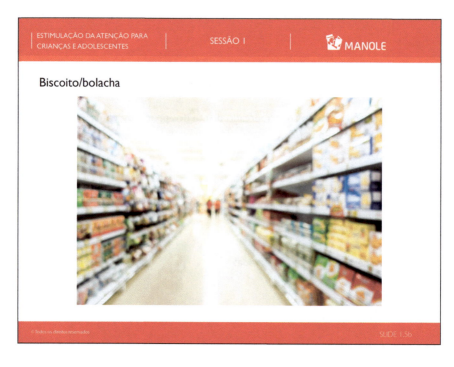

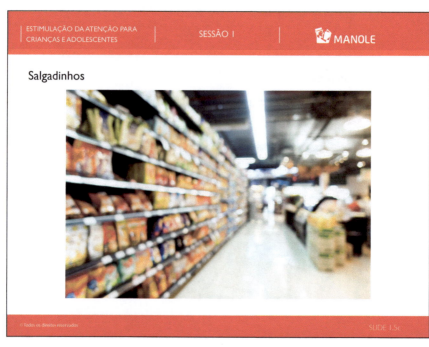

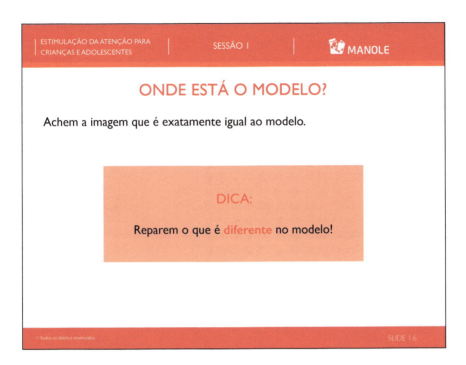

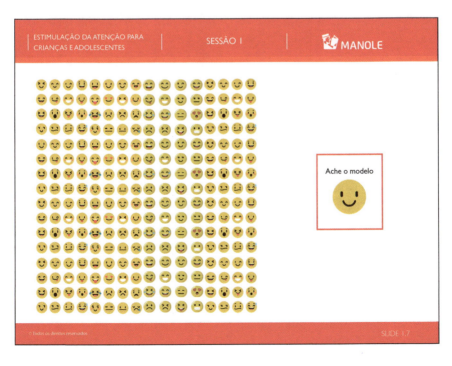

102 | ESTIMULAÇÃO DA ATENÇÃO DE CRIANÇAS E ADOLESCENTES

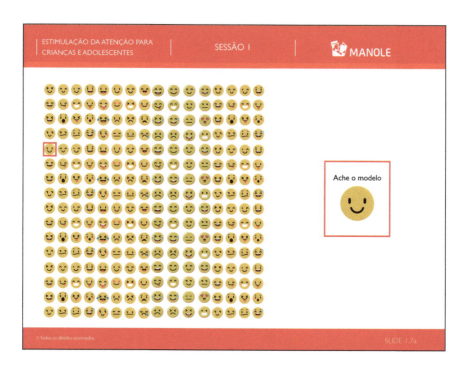

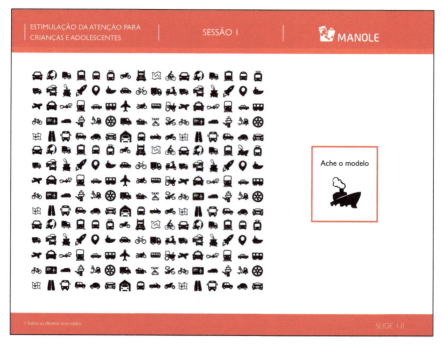

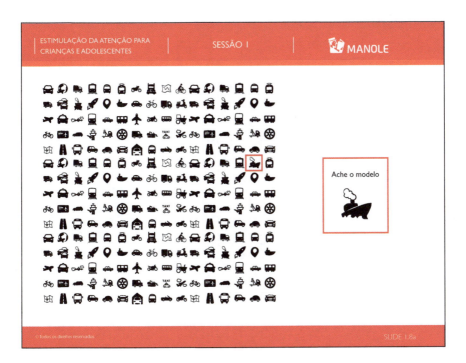
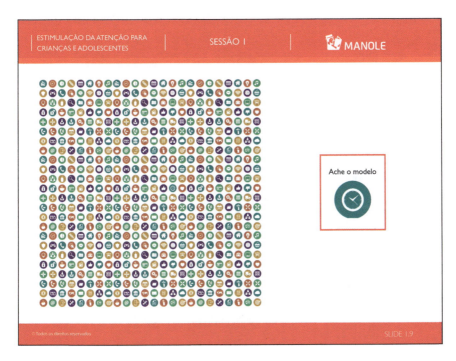

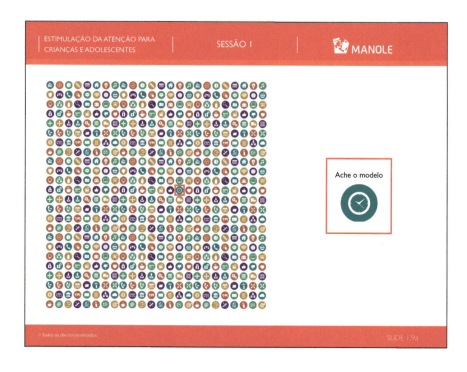

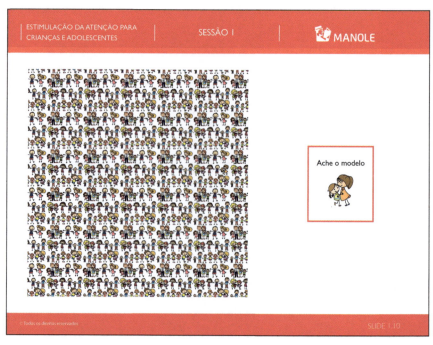

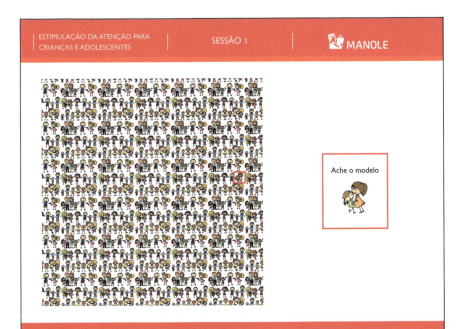
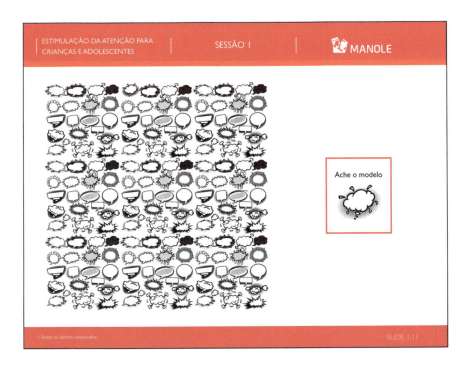

106 ESTIMULAÇÃO DA ATENÇÃO DE CRIANÇAS E ADOLESCENTES

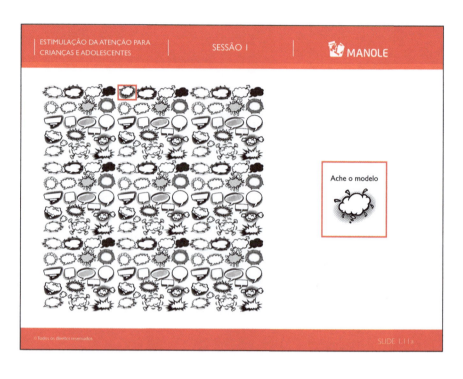

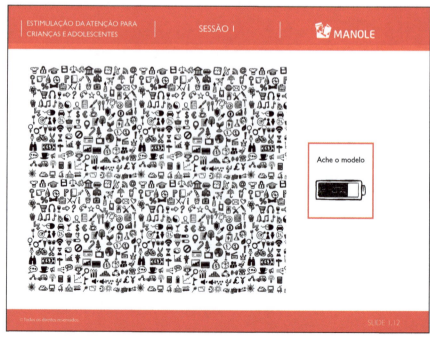

SLIDES 107

| ESTIMULAÇÃO DA ATENÇÃO PARA CRIANÇAS E ADOLESCENTES | SESSÃO 1 | |

Ache o modelo

SLIDE 1.12a

| ESTIMULAÇÃO DA ATENÇÃO PARA CRIANÇAS E ADOLESCENTES | SESSÃO 1 | |

Ache o modelo

SLIDE 1.13

108 | ESTIMULAÇÃO DA ATENÇÃO DE CRIANÇAS E ADOLESCENTES

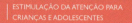

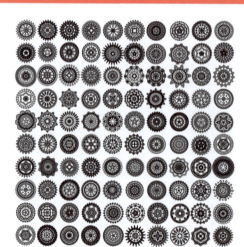

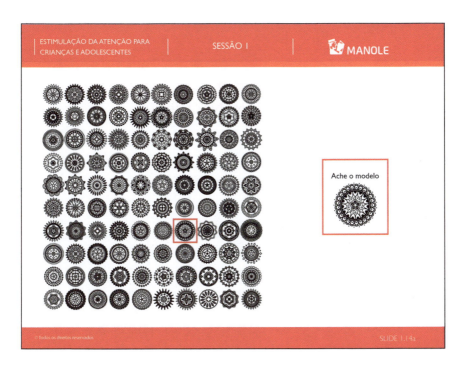

ESTRATÉGIAS

Como foi o desempenho de vocês?

Houve diferença ao longo das imagens?

Perceberam algo que tornou mais difícil o exercício?

- Imagem alinhada x aleatória.
- Preto e branco x colorida.
- Imagem pequena x grande.

DICA:
Cuidado com as informações parecidas, às vezes elas confundem nossa atenção!

| ESTIMULAÇÃO DA ATENÇÃO PARA CRIANÇAS E ADOLESCENTES | SESSÃO 1 | MANOLE |

ESTRATÉGIAS PARA ESTIMULAR O RASTREAMENTO VISUAL

NO COTIDIANO

- Façam a lista do supermercado após verificar no armário/geladeira quais produtos estão faltando. Depois, fiquem responsáveis por pegar alguns produtos durante as compras.

NO ESTUDO

- A leitura é a melhor forma de estimular o rastreamento visual de forma linear.
- Quando não conhecerem uma palavra, procurarem no dicionário.

© Todos os direitos reservados   SLIDE 1.16

| ESTIMULAÇÃO DA ATENÇÃO PARA CRIANÇAS E ADOLESCENTES | SESSÃO 1 | MANOLE |

LIÇÃO DE CASA

Achem a imagem que é exatamente igual ao modelo:

- Boneca.
- Balão.

> **DICA:**
> Reparem o que é *diferente* no modelo!

© Todos os direitos reservados   SLIDE 1.17

RETOMANDO: ATENÇÃO SELETIVA

Contem uma situação na qual vocês precisaram prestar atenção em apenas uma coisa e ignoraram as outras.

- Foi fácil?
- Conseguiram?
- Algo atrapalhou? O quê?
- Desistiram da atividade?

O QUE ATRAI A SUA ATENÇÃO?

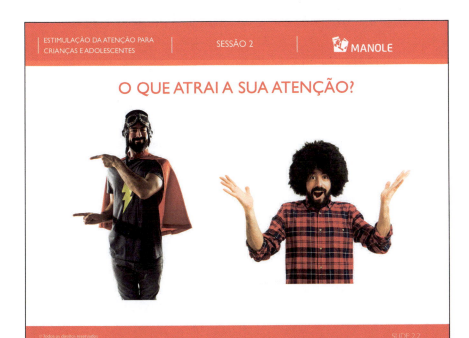

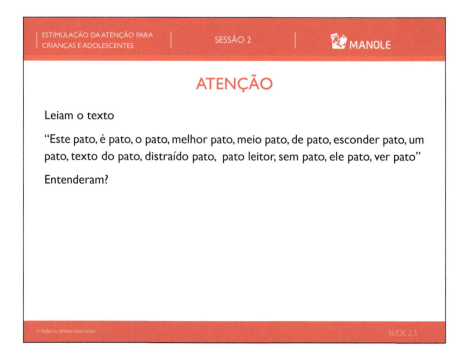

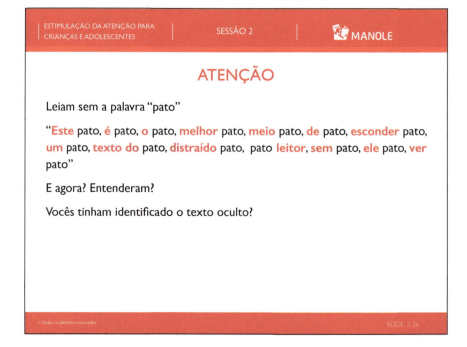

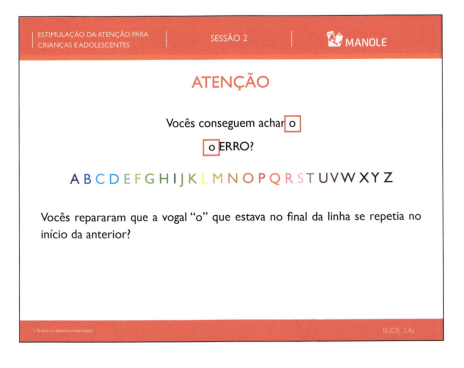

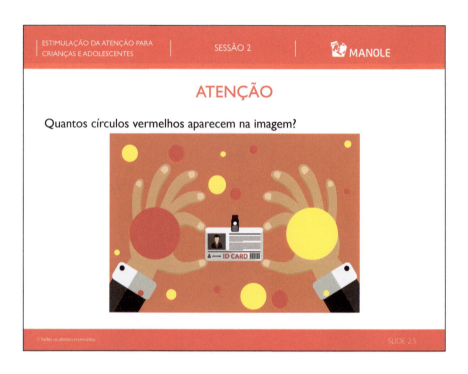

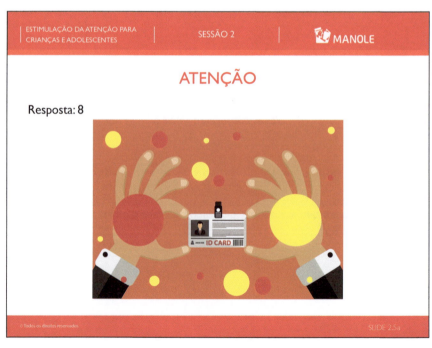

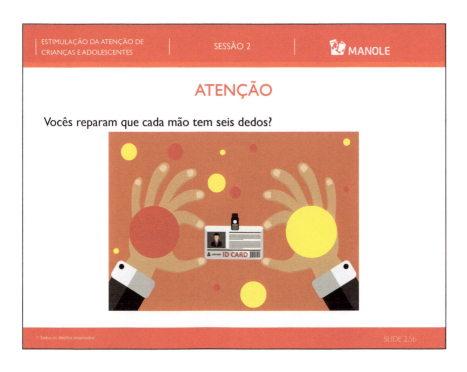

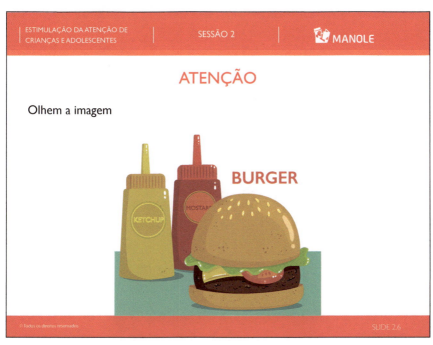

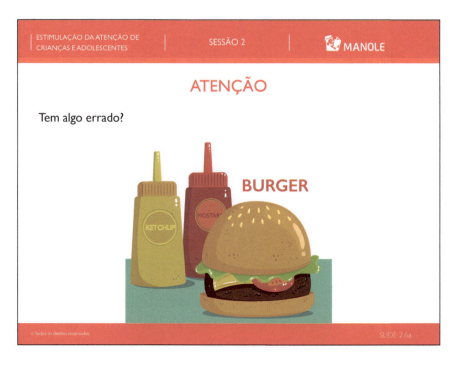

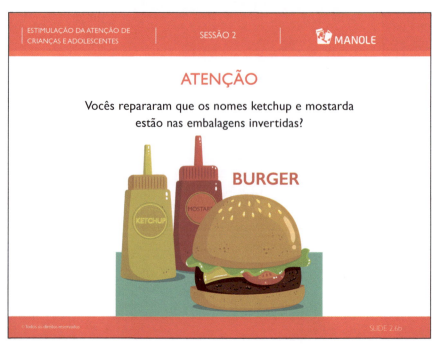

| ESTIMULAÇÃO DA ATENÇÃO PARA CRIANÇAS E ADOLESCENTES | SESSÃO 2 | MANOLE |

DISTRAÇÃO OU DÉFICIT DE ATENÇÃO?

- Vocês erraram alguma atividade?
- Foi falta de atenção?
- Foi distração?

DICA:
Cuidado para não prestarem atenção na coisa errada!

SLIDE 2.7

| ESTIMULAÇÃO DA ATENÇÃO PARA CRIANÇAS E ADOLESCENTES | SESSÃO 2 | MANOLE |

DISTRAÇÃO OU DÉFICIT DE ATENÇÃO?

- Afinal, se não estou atento em algo, significa que estou com um problema na atenção?
- Isso é déficit de atenção?
- Ou é estar distraído?
- Ou é não ter interesse?

SLIDE 2.8

| ESTIMULAÇÃO DA ATENÇÃO PARA CRIANÇAS E ADOLESCENTES | SESSÃO 2 | MANOLE |

DISTRAÇÃO OU DÉFICIT DE ATENÇÃO?

Distração

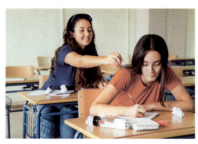 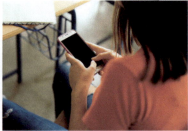

Algo distrai, mas existe a capacidade de voltar a atenção para a atividade inicial. É uma ação passageira e ela termina quando o estímulo distrator cessa.

| ESTIMULAÇÃO DA ATENÇÃO PARA CRIANÇAS E ADOLESCENTES | SESSÃO 2 | MANOLE |

DISTRAÇÃO OU DÉFICIT DE ATENÇÃO?

Nem tudo é dificuldade em manter a atenção

A distração, muitas vezes, pode ocorrer pelo desinteresse do indivíduo em realizar uma determinada atividade.

ESTIMULAÇÃO DA ATENÇÃO PARA CRIANÇAS E ADOLESCENTES | SESSÃO 2 | MANOLE

DISTRAÇÃO OU DÉFICIT DE ATENÇÃO?

Transtorno de déficit de atenção e hiperatividade

- DSM-5: Transtorno do neurodesenvolvimento.
- **Pelo menos seis** sintomas de desatenção e/ou seis sintomas de hiperatividade/impulsividade.
- Acima de 17 anos são necessários pelo menos cinco sintomas.
- Os sintomas devem ser persistentes por **pelo menos 6 meses** em um grau **inconsistente com o nível do desenvolvimento do indivíduo**.

ESTIMULAÇÃO DA ATENÇÃO PARA CRIANÇAS E ADOLESCENTES | SESSÃO 2 | MANOLE

DISTRAÇÃO OU DÉFICIT DE ATENÇÃO?

Transtorno de déficit de atenção e hiperatividade

- Vários dos sintomas devem ter surgido antes dos 12 anos.
- Os sintomas mantêm-se presentes em dois ou mais ambientes e há evidências claras de que os sintomas interferem no funcionamento social, acadêmico e/ou profissional ou que reduzem a sua qualidade.
- Os sintomas não são apenas uma manifestação de comportamento opositor, desafio, hostilidade ou dificuldades para compreender tarefas ou instruções e não são melhores explicados por outro transtorno mental.

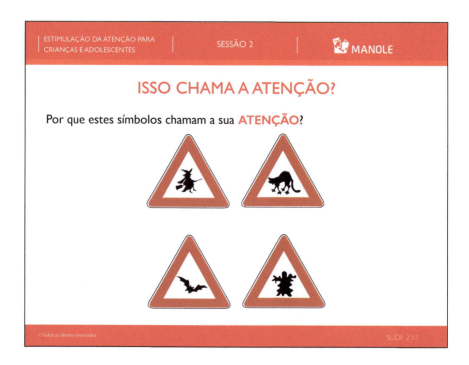

ISSO CHAMA A ATENÇÃO?

Algumas situações tendem a chamar mais a atenção do que outras:

- Estímulos repetitivos ou destoantes dos demais pelas suas características (físicas e/ou sensorial).
- A intensidade em que ele é apresentado (som muito alto ou baixo).
- Estímulos diferentes dos anteriormente conhecidos.
- O nível da motivação frente ao estímulo apresentado.

ISSO CHAMA A ATENÇÃO?

O que devemos fazer para garantir que o outro preste atenção no que falamos?

- Chamar a pessoa pelo nome e esperar ser atendido.
- Usar frases curtas e eficazes – "Slogan".
- Identificar interesse no outro (motivação no assunto).
- Identificar respostas afirmativas do outro (olhar, gestos, sons).

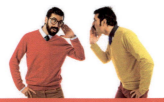

ESTRATÉGIAS PARA IDENTIFICAR SE O OUTRO ESTÁ PRESTANDO ATENÇÃO EM VOCÊ

NO COTIDIANO

- Verifiquem se o outro está olhando para você enquanto você fala e se faz comentários sobre o mesmo assunto.

NO ESTUDO

- Os livros de estudos devem conter anotações das falas do professor.
- Se houver desenhos, não tem problema, desde que as anotações também estejam escritas. Caso contrário, pode ser sinal de distração.

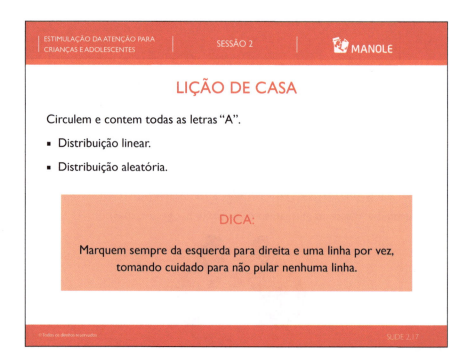

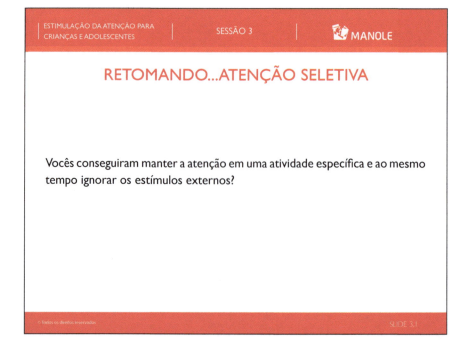

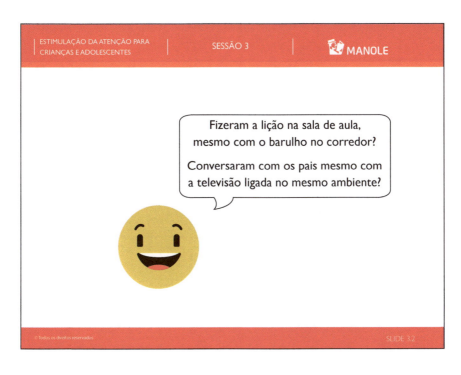

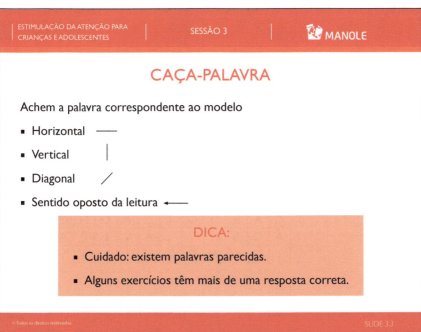

| ESTIMULAÇÃO DA ATENÇÃO PARA CRIANÇAS E ADOLESCENTES | SESSÃO 3 | MANOLE |

ATENÇÃO SELETIVA

DICA:

Sempre que vocês fizerem uma atividade para encontrar algo específico, façam este planejamento:

- Procurar da esquerda para a direita.
- Acompanhar com o lápis.
- Prestar atenção para não pular nenhuma linha.

SLIDE 3.4

| ESTIMULAÇÃO DA ATENÇÃO PARA CRIANÇAS E ADOLESCENTES | SESSÃO 3 | MANOLE |

CAÇA-PALAVRA

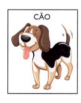
CÃO

P	R	P	O	C	S	R	B	V	R	L	G	A
Ã	I	A	B	U	V	I	P	C	G	C	C	Q
O	J	I	G	N	B	A	G	N	A	J	Ã	U
M	O	C	C	Ã	O	J	O	S	U	I	O	S
B	P	Ã	L	S	G	C	J	M	B	C	P	M
B	C	A	R	U	O	I	C	Ã	O	N	O	B
N	Ã	O	B	N	V	L	A	V	L	P	A	C
S	I	G	I	A	C	O	U	I	R	S	V	O

SLIDE 3.5

| ESTIMULAÇÃO DA ATENÇÃO PARA CRIANÇAS E ADOLESCENTES | SESSÃO 3 | |

CAÇA-PALAVRA

P	R	P	O	C	S	R	B	V	R	L	G	A
Ã	I	A	B	U	V	I	P	C	G	C	C	Q
O	J	I	G	N	B	A	G	N	A	J	Ã	U
M	O	C	C	Ã	O	J	O	S	U	I	O	S
B	P	Ã	L	S	G	C	J	M	B	C	P	M
B	C	A	R	U	O	I	C	Ã	O	N	O	B
N	Ã	O	B	N	V	L	A	V	L	P	A	C
S	I	G	I	A	C	O	U	I R	R	S	V	O

SLIDE 3.5a

| ESTIMULAÇÃO DA ATENÇÃO PARA CRIANÇAS E ADOLESCENTES | SESSÃO 3 | |

CAÇA-PALAVRA

B	D	B	S	F	A	L	M	O	Z	A	S	R
L	V	A	E	B	R	D	B	V	L	A	L	B
I	O	A	L	Z	C	B	A	A	E	B	S	E
A	B	L	O	B	A	D	V	C	L	D	W	B
L	E	R	S	L	F	M	A	S	B	A	M	A
L	T	E	B	U	B	A	P	L	R	B	O	L
A	F	C	U	D	B	A	L	A	F	Z	D	A
G	S	S	B	M	R	O	B	M	E	C	B	G

SLIDE 3.6

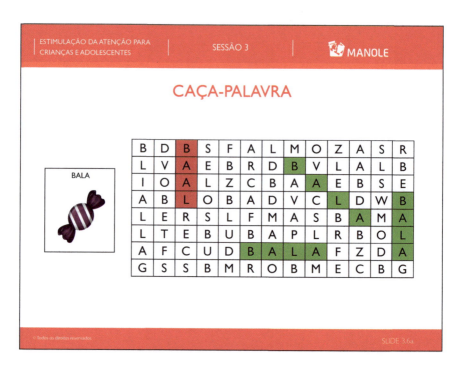

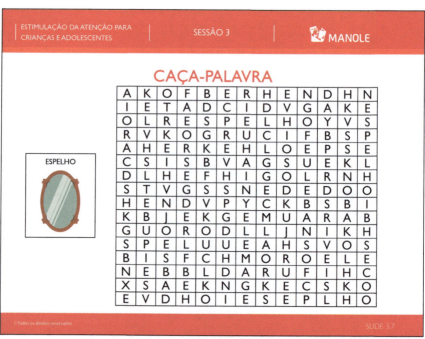

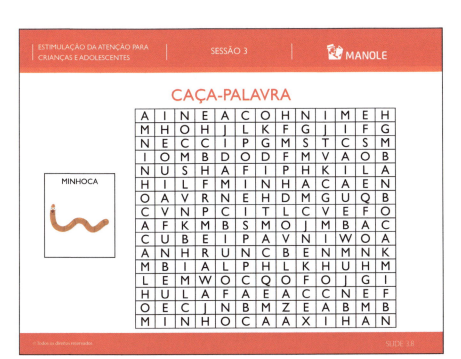

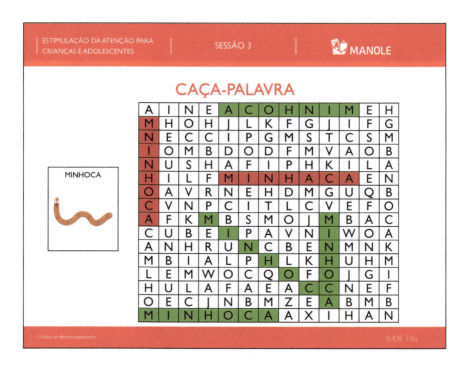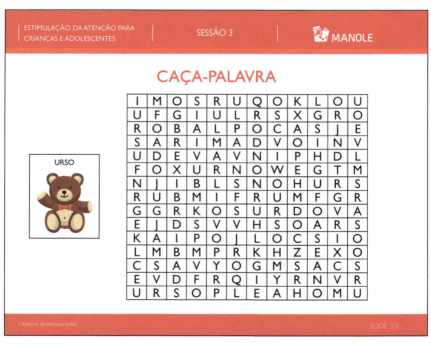

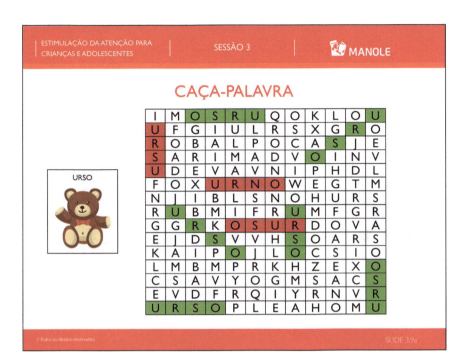
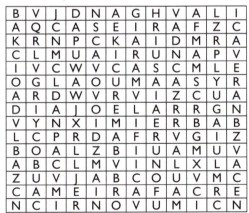

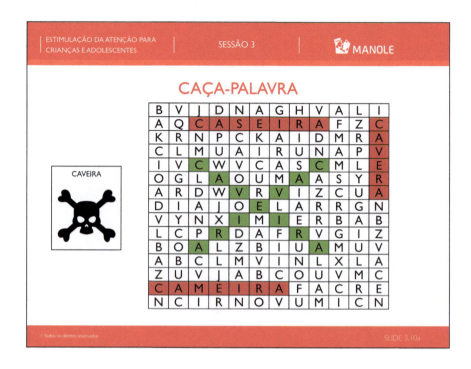

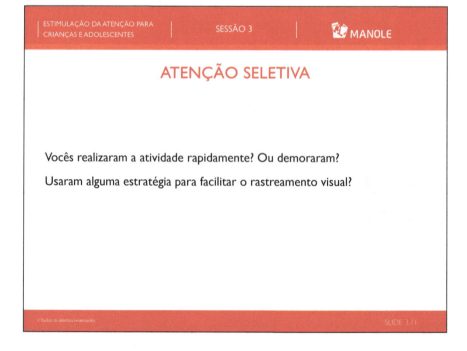

ESTRATÉGIAS

O jogo de caça-palavras é ideal para treinar a percepção, pois é mais fácil encontrar as palavras no meio das outras letras quando você reconhece os padrões entre elas.

Opções de estratégias

- Procurar por duas consoantes juntas como "CH", "LH", "TR".
- Procurar por letras com acento.
- Escolher a letra menos usada da palavra.

ESTRATÉGIAS

- CÃO → - CÃO
- BALA → - BALA
- ESPELHO → - ESPELHO
- MINHOCA → - MINHOCA
- URSO → - URSO
- CAVEIRA → - CAVEIRA

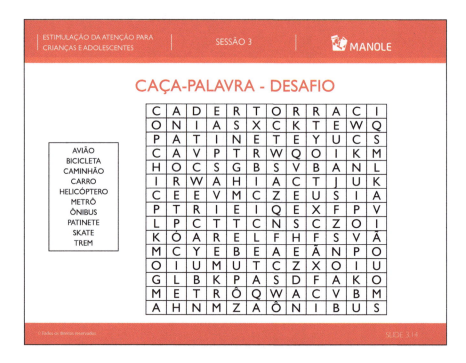
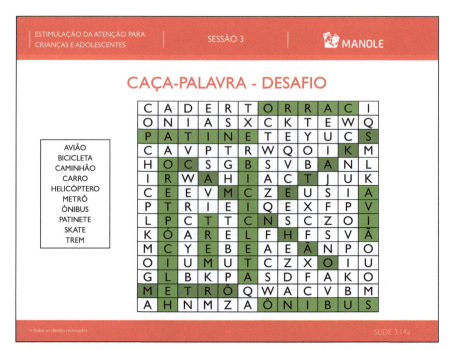

ESTRATÉGIAS

Foram capazes de resolver problemas mais difíceis com o uso das estratégias?

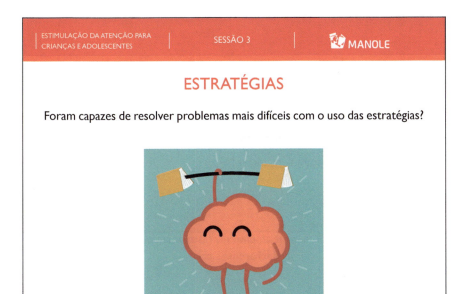

ESTRATÉGIAS PARA AJUDAR NA ORGANIZAÇÃO DAS ATIVIDADES

NO COTIDIANO

- Calculem o horário que vocês devem sair de casa para chegar no horário certo dos seus compromissos.
- Vejam como as outras pessoas organizam a rotina delas.

NO ESTUDO

- Registrem e acompanhem as instruções das tarefas na agenda.
- Separem um tempo para estudo e outro para o lazer.
- Identifiquem a prioridade entre as matérias que devem estudar primeiro.

| ESTIMULAÇÃO DA ATENÇÃO PARA CRIANÇAS E ADOLESCENTES | SESSÃO 3 | MANOLE |

LIÇÃO DE CASA

Caça-palavras

- Palavras que começam com a letra "P".
- Palavras que começam com a letra "T".

DICA:
Façam um planejamento no rastreamento visual para acharem as palavras.

| ESTIMULAÇÃO DA ATENÇÃO PARA CRIANÇAS E ADOLESCENTES | SESSÃO 4 | MANOLE |

ATENÇÃO SELETIVA VISUOESPACIAL

O que é atenção visuoespacial?

As habilidades visuoespaciais estão envolvidas em praticamente todas as nossas tarefas.

- Percepção visual dos objetos em uma cena.
- Capacidade de imaginar como uma cena seria se fosse alterada pela manipulação ou pela adição de novos objetos.
- Orientação no espaço e planejamento de rotas.

| ESTIMULAÇÃO DA ATENÇÃO PARA CRIANÇAS E ADOLESCENTES | SESSÃO 4 | MANOLE |

ATENÇÃO SELETIVA VISUOESPACIAL

- Vocês sabem explicar o caminho da sua casa até a escola? Existem outros caminhos que levam até lá?
- O que chama a atenção nesta rota?

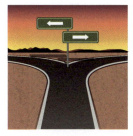

| ESTIMULAÇÃO DA ATENÇÃO PARA CRIANÇAS E ADOLESCENTES | SESSÃO 4 | MANOLE |

LABIRINTO

Achem o caminho que vai do início ao fim, sem passar por nenhuma barreira.

DICA:
- Quando começarem a riscar, não levantem mais o lápis do papel.
- Não é permitido apagar.
- Vocês podem parar na metade para olhar os caminhos, porém, não devem levantar o lápis.

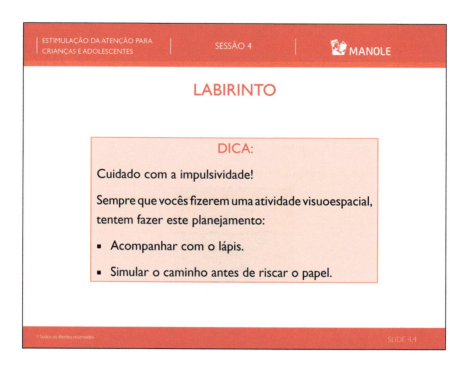

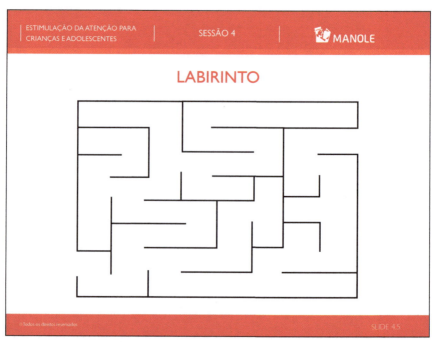

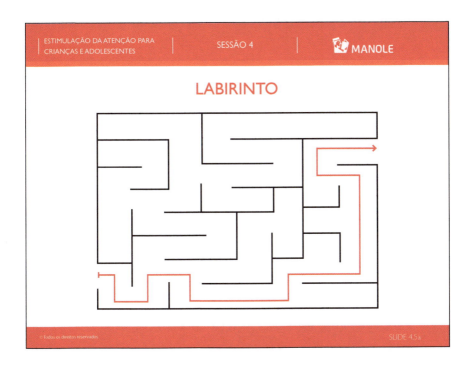
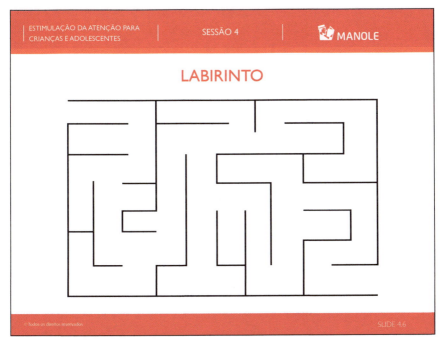

138 ESTIMULAÇÃO DA ATENÇÃO DE CRIANÇAS E ADOLESCENTES

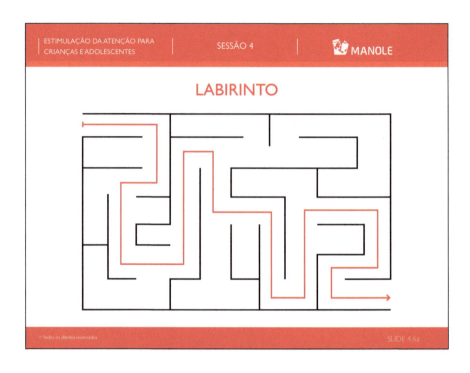

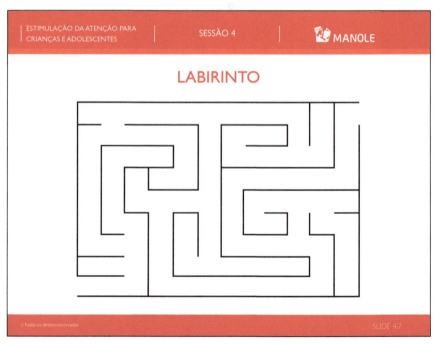

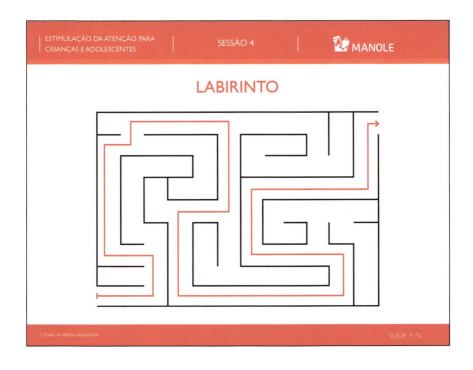

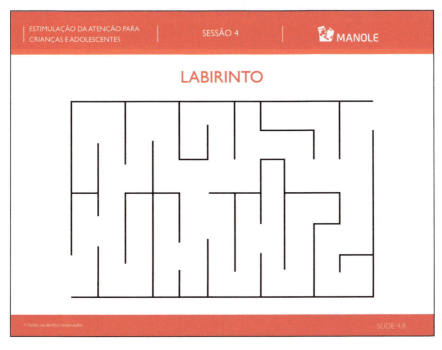

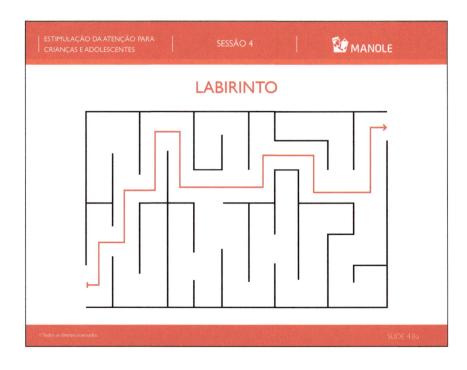
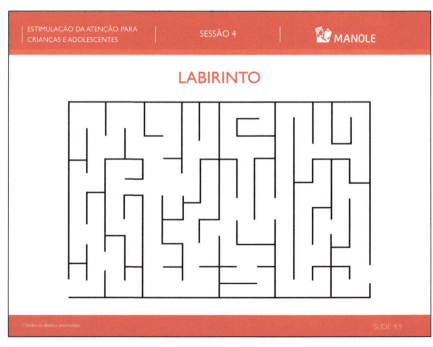

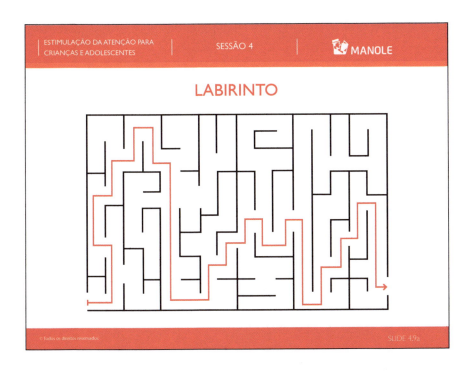
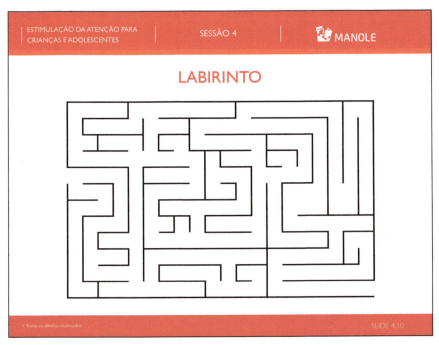

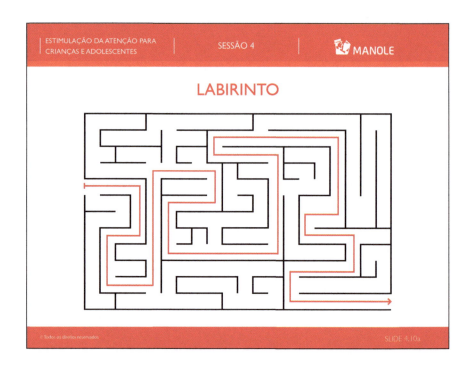
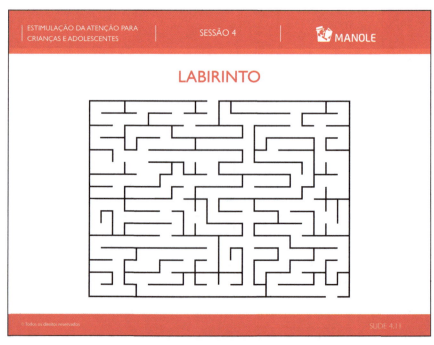

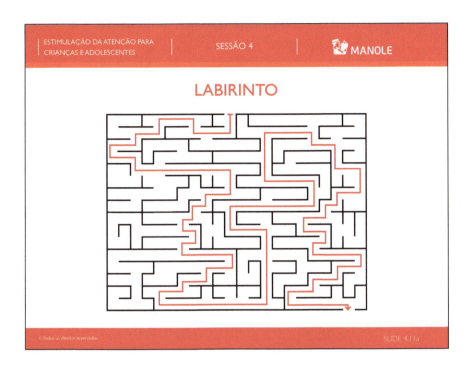
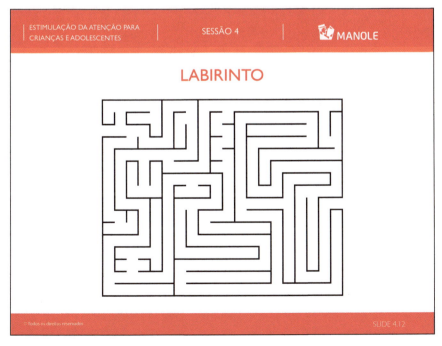

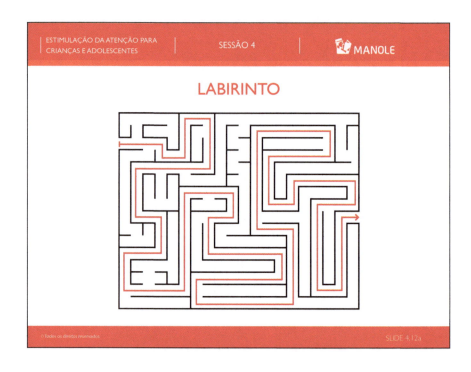

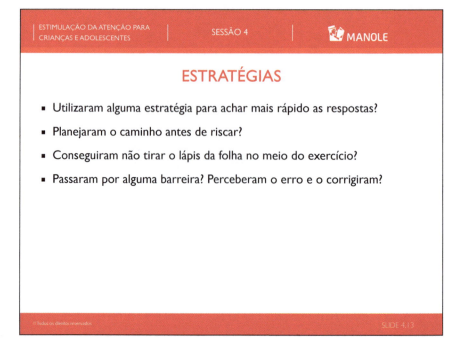

| ESTIMULAÇÃO DA ATENÇÃO PARA CRIANÇAS E ADOLESCENTES | SESSÃO 4 | MANOLE |

ATENÇÃO VISUOESPACIAL

- O que desenvolve
  - Perspectiva.
  - Mira.
  - Análise de tendência.
  - Identificação de padrões.
  - Planejamento.
  - Organização.
  - Criação de estratégias.

- Possíveis profissões
  - Arquiteto.
  - Engenheiro.
  - Design.
  - Estilista.
  - Em hotelaria.
  - Motorista.
  - Piloto.
  - No exército.
  - Entre outras...

| ESTIMULAÇÃO DA ATENÇÃO PARA CRIANÇAS E ADOLESCENTES | SESSÃO 4 | MANOLE |

ATENÇÃO VISUOESPACIAL

Atividades lúdicas e do cotidiano para estimular a atenção visuoespacial:

- Jogar quebra-cabeça.
- Desenhar mapas geográficos ou traçar um caminho específico.
- Atividades motoras de correr, pular e saltar obstáculos.
- Jogos de tiro ao alvo (arco e flecha, bolas, dardos).
- Escolher o tamanho da travessa para uma receita de bolo (tamanhos, quantidades, proporções, volumes e peso).
- Exercitem o cérebro – façam simulações!

| ESTIMULAÇÃO DA ATENÇÃO PARA CRIANÇAS E ADOLESCENTES | SESSÃO 4 | MANOLE |

ESTRATÉGIAS PARA ESTIMULAR A ATENÇÃO VISUOESPACIAL

NO COTIDIANO

- Descrevam o caminho até seus compromissos. Depois guiem outras pessoas até chegar lá.
- Brinquem com jogos (dama, xadrez, campo minado).

NO ESTUDO

- Façam atividades artísticas (livres e de cópia).
- Façam cópia de mapas geográficos ou objetos a mão livre, para ver se o desenho fica parecido com o real.

SLIDE 4.16

| ESTIMULAÇÃO DA ATENÇÃO PARA CRIANÇAS E ADOLESCENTES | SESSÃO 4 | MANOLE |

LIÇÃO DE CASA

Labirinto

- Achem o caminho do início ao fim, sem passar por nenhuma barreira.
- Sempre façam da esquerda para a direita.

DICA:

- Simulem antes de riscar o papel!

SLIDE 4.17

| ESTIMULAÇÃO DA ATENÇÃO PARA CRIANÇAS E ADOLESCENTES | SESSÃO 5 | MANOLE |

RETOMANDO: ATENÇÃO SELETIVA

- Capacidade de manter o foco em apenas um estímulo.

Existe algum outro tipo de atenção?

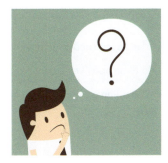

| ESTIMULAÇÃO DA ATENÇÃO PARA CRIANÇAS E ADOLESCENTES | SESSÃO 5 | MANOLE |

ATENÇÃO

Eles estão prestando atenção na atividade escolar?

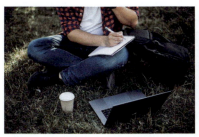 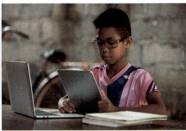

Resposta: **Depende!** Onde está o foco da atenção?

| ESTIMULAÇÃO DA ATENÇÃO PARA CRIANÇAS E ADOLESCENTES | SESSÃO 5 | MANOLE |

ATENÇÃO ALTERNADA

Capacidade de alternar entre estímulos ou conjunto de estímulos **sucessivamente**, sem perder o rendimento em nenhuma das atividades.

- Procurar por um salgadinho, então um biscoito e retornar para o salgadinho.
- Fazer uma comida após ler as instruções de uma receita.
- Fazer um comentário do filme após ver a cena no cinema.
- Procurar a letra "A" em uma linha, na próxima linha a letra "B" e nas próximas continuar trocando a letra.

| ESTIMULAÇÃO DA ATENÇÃO PARA CRIANÇAS E ADOLESCENTES | SESSÃO 5 | MANOLE |

ATIVIDADE DE LIGAR OS PONTOS

Liguem os pontos na ordem estipulada.

DICA:

Cuidado! Há uma ordem específica para ligar os pontos!

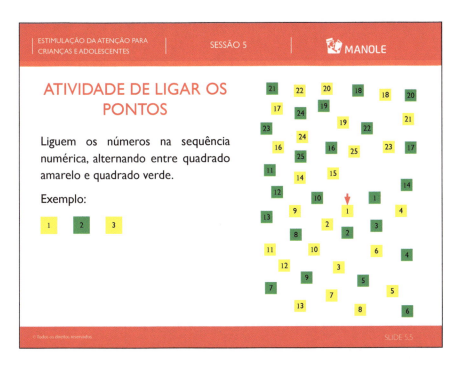

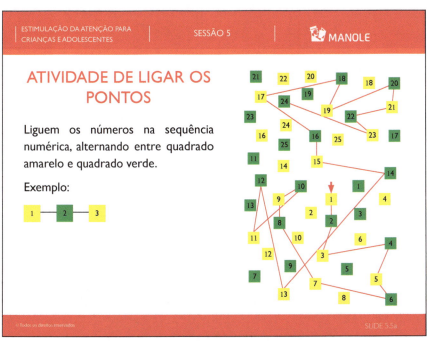

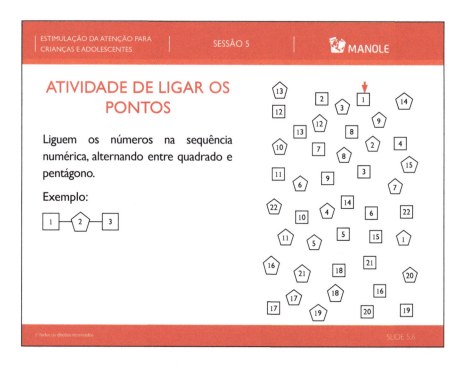
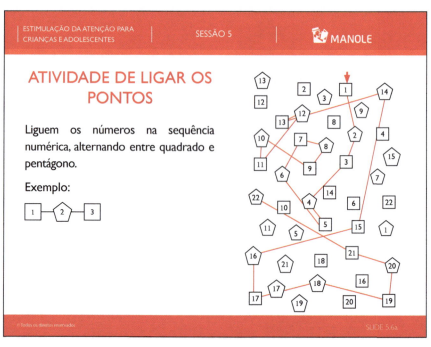

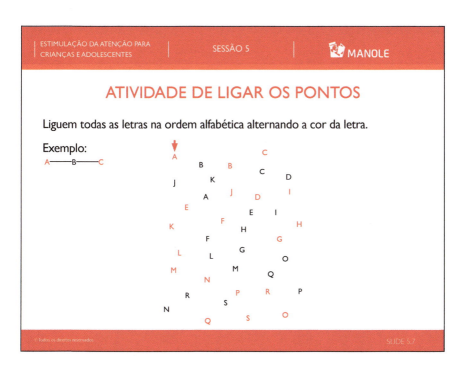
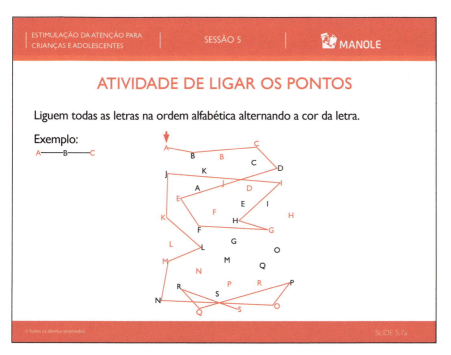

152 ESTIMULAÇÃO DA ATENÇÃO DE CRIANÇAS E ADOLESCENTES

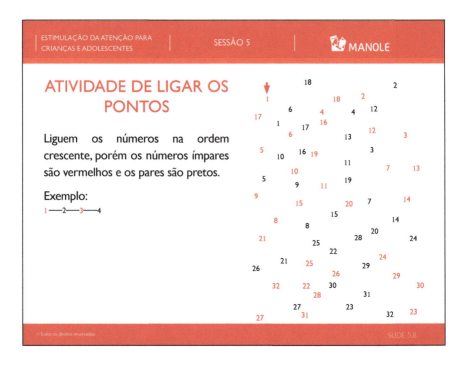

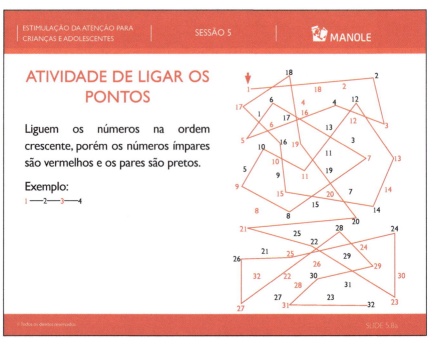

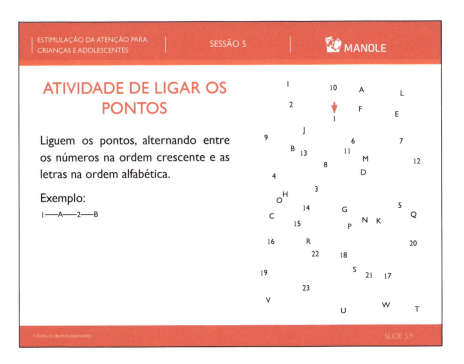
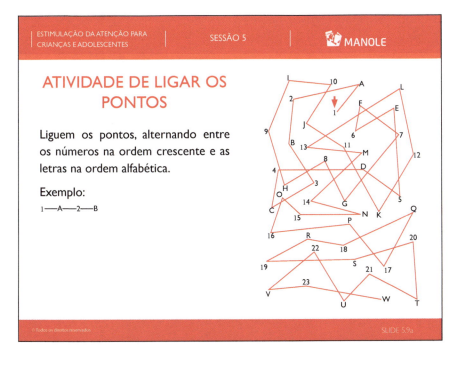

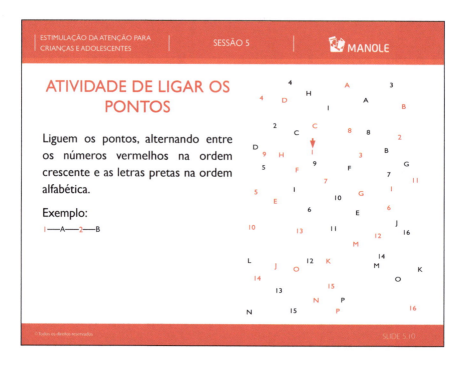
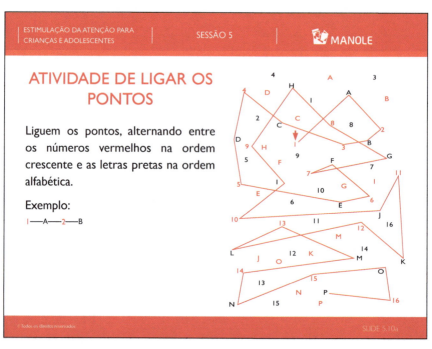

ATENÇÃO ALTERNADA

É fácil alternar a atenção, conseguindo manter o foco em tudo, sem perder nada de vista?

Vocês sentiram a sensação de cansaço, fracasso ou vontade de desistir?

Essas reações são dicas para identificar a sua facilidade ou não em alternar a atenção.

DICA:

Se foi difícil, a prática pode te ajudar!

FLEXIBILIDADE COGNITIVA

Capacidade de mudar o foco atencional, analisando diferentes perspectivas e adaptando às diferentes solicitações do ambiente.

Ser flexível = capacidade de fazer escolhas diferentes, independentemente de estarmos na mesma situação.

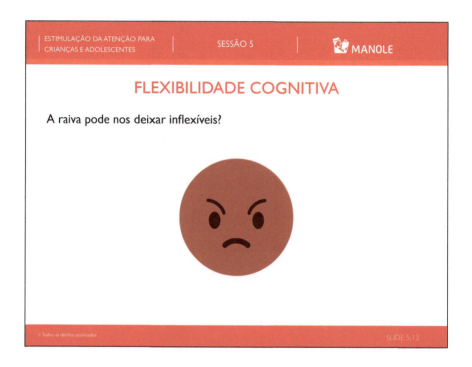

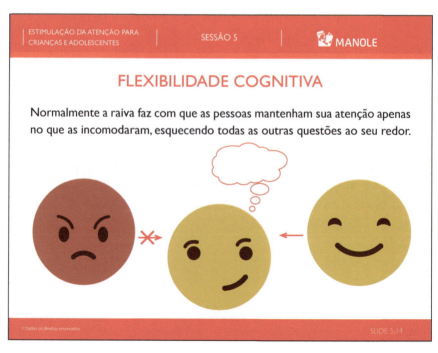

| ESTIMULAÇÃO DA ATENÇÃO PARA CRIANÇAS E ADOLESCENTES | SESSÃO 5 | MANOLE |

ESTRATÉGIAS

Acreditem que vocês são capazes.

Analisem todas as alternativas.

Identifiquem seus padrões de erros e mudem de estratégia.

Pensem em diferentes hipóteses para resolver o mesmo problema.

Façam intervalos, mas sempre voltem para as tarefas iniciais!

| ESTIMULAÇÃO DA ATENÇÃO PARA CRIANÇAS E ADOLESCENTES | SESSÃO 5 | MANOLE |

ESTRATÉGIAS
NO COTIDIANO

- Proponham mudanças na rotina.
- Quando não concordarem com algo, argumentem. Para que a outra pessoa possa lhe entender é necessário que vocês apresentem bons argumentos.

NO ESTUDO

- Cada pessoa tem um jeito de estudar. Descubram qual é a melhor forma, por exemplo: se é lendo, anotando, grifando, fazendo gráficos etc.
- Experimentem novas formas de estudo.

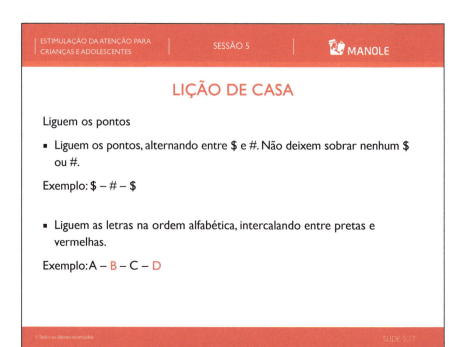

ATENÇÃO ALTERNADA

- Quando vocês leem as instruções de uma receita e depois vão prepará-la, mantendo essas ações por inúmeras vezes, isso é atenção alternada?

SIM

- Quando vocês ouvem a explicação da professora e depois fazem anotações da fala dela, mantendo essas ações por inúmeras vezes, isso é atenção alternada?

SIM

ATENÇÃO ALTERNADA

- Quais as vantagens e desvantagens de alternar a atenção?

VANTAGENS
- Diminuir o tempo ocioso.
- Aumentar a quantidade de tarefas que conseguem realizar.
- Terminar ao mesmo tempo mais tarefas.

DESVANTAGENS
- Correr o risco de não terminar nenhuma tarefa.
- É necessário saber elencar as prioridade entre as tarefas.

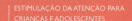

ATENÇÃO ALTERNADA

- Como é para vocês? Atrapalha ou ajuda?

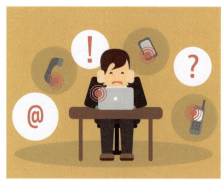
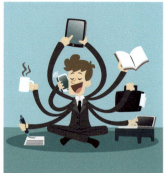

SLIDE 6.4

ATENÇÃO ALTERNADA

- Elas estão altenando a atenção?
- Crie um exemplo de atenção alternada e um de distração.

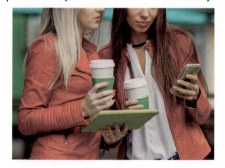

SLIDE 6.5

ESTIMULAÇÃO DA ATENÇÃO PARA CRIANÇAS E ADOLESCENTES | SESSÃO 6 | MANOLE

EXERCÍCIO DE CONTAGEM

- Achem a imagem solicitada e depois contem a quantidade de vezes que cada símbolo aparece em cada linha.

DICA:
Prestem atenção! Reparem que em cada linha vocês devem contar um determinado símbolo!

SLIDE 6.6

ESTIMULAÇÃO DA ATENÇÃO PARA CRIANÇAS E ADOLESCENTES | SESSÃO 6 |  MANOLE

ATENÇÃO SELETIVA

DICAS:
Sempre que vocês fizerem uma atividade para encontrar algo específico, façam este planejamento:
- Procurar da esquerda para a direita.
- Acompanhar com o lápis.
- Prestar atenção para não pular nenhuma linha.

SLIDE 6.7

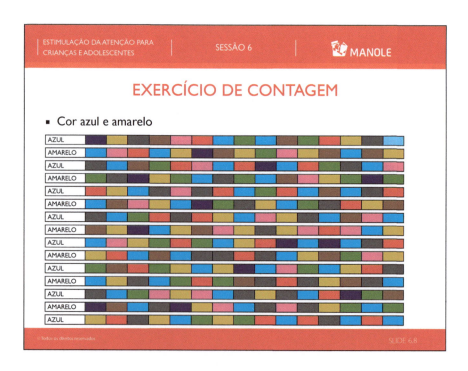

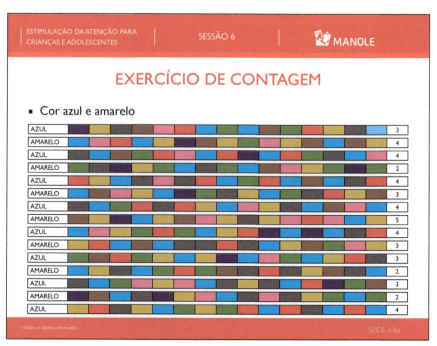

| ESTIMULAÇÃO DA ATENÇÃO PARA CRIANÇAS E ADOLESCENTES | SESSÃO 6 | MANOLE |

EXERCÍCIO DE CONTAGEM

- Símbolo # e $

SÍMBOLO #	&	$	%	#	$	%	#	$	*	#	$	&	#	$
SÍMBOLO $	#	*	#	$	&	#	$	#	$	&	$	#	%	*
SÍMBOLO #	$	#	&	$	*	#	%	*	&	#	*	&	$	#
SÍMBOLO $	&	$	#	%	#	$	#	$	#	&	%	$	#	$
SÍMBOLO #	$	%	#	&	$	#	*	*	*	&	#	$	&	$
SÍMBOLO $	*	$	&	$	#	$	&	#	$	%	&	#	$	#
SÍMBOLO #	#	%	$	#	&	%	#	$	#	&	*	$	#	&
SÍMBOLO $	&	#	*	$	#	$	&	%	#	&	#	$	#	$
SÍMBOLO #	%	#	&	#	*	#	$	*	#	&	$	&	*	#
SÍMBOLO $	#	$	*	&	$	&	#	$	#	*	%	#	&	$
SÍMBOLO #	&	#	%	#	$	%	#	*	$	#	&	&	$	#
SÍMBOLO $	$	*	&	$	#	*	$	#	%	$	&	*	$	&
SÍMBOLO #	*	#	*	$	&	#	$	#	&	$	#	%	#	$
SÍMBOLO $	#	&	$	%	#	$	#	$	#	$	*	&	#	$

SLIDE 6.9

| ESTIMULAÇÃO DA ATENÇÃO PARA CRIANÇAS E ADOLESCENTES | SESSÃO 6 | MANOLE |

EXERCÍCIO DE CONTAGEM

- Símbolo # e $

SÍMBOLO #	&	$	%	#	$	%	#	$	*	#	$	&	#	$	4
SÍMBOLO $	#	*	#	$	&	#	$	#	$	&	$	#	%	*	4
SÍMBOLO #	$	#	&	$	*	#	%	*	&	#	*	&	$	#	4
SÍMBOLO $	&	$	#	%	#	$	#	$	#	&	%	$	#	$	5
SÍMBOLO #	$	%	#	&	$	#	*	*	*	&	#	$	&	$	3
SÍMBOLO $	*	$	&	$	#	$	&	#	$	%	&	#	$	#	5
SÍMBOLO #	#	%	$	#	&	%	#	$	#	&	*	$	#	&	5
SÍMBOLO $	&	#	*	$	#	$	&	%	#	&	#	$	#	$	5
SÍMBOLO #	%	#	&	#	*	#	$	*	#	&	$	&	*	#	5
SÍMBOLO $	#	$	*	&	$	&	#	$	#	*	%	#	&	$	4
SÍMBOLO #	&	#	%	#	$	%	#	*	$	#	&	&	$	#	5
SÍMBOLO $	$	*	&	$	#	*	$	#	%	$	&	*	$	&	5
SÍMBOLO #	*	#	*	$	&	#	$	#	&	$	#	%	#	$	6
SÍMBOLO $	#	&	$	%	#	$	%	#	$	#	*	&	#	$	4

SLIDE 6.9a

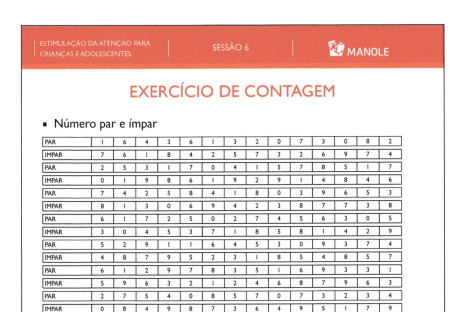

EXERCÍCIO DE CONTAGEM

- Número par e ímpar

PAR	1	6	4	3	6	1	3	2	0	7	3	0	8	2	8
IMPAR	7	6	1	8	4	2	5	7	3	2	6	9	7	4	7
PAR	2	5	3	1	7	0	4	1	5	7	8	5	1	7	4
IMPAR	0	1	9	8	6	1	9	2	9	1	4	8	4	6	6
PAR	7	4	2	5	8	4	1	8	0	3	9	6	5	3	7
IMPAR	8	1	3	0	6	9	4	2	3	8	7	7	3	8	7
PAR	6	1	7	2	5	0	2	7	4	5	6	3	0	5	7
IMPAR	3	0	4	5	3	7	1	8	5	8	1	4	2	9	8
PAR	5	2	9	1	1	6	4	5	3	0	9	3	7	4	5
IMPAR	4	8	7	9	5	2	3	1	8	5	4	8	5	7	8
PAR	6	1	2	9	7	8	3	5	1	6	9	3	3	1	4
IMPAR	5	9	6	3	2	1	2	4	6	8	7	9	6	3	7
PAR	2	7	5	4	0	8	5	7	0	7	3	2	3	4	7
IMPAR	0	8	4	9	8	7	3	6	4	9	5	1	7	9	8

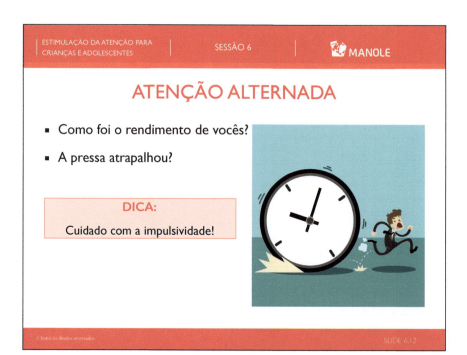

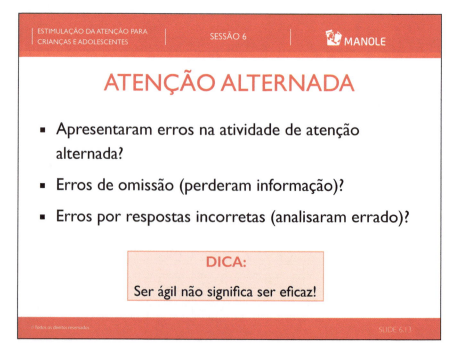

| ESTIMULAÇÃO DA ATENÇÃO PARA CRIANÇAS E ADOLESCENTES | SESSÃO 6 | MANOLE |

ESTRATÉGIAS

Para evitar erros de omissão:

- Fazer as atividades com calma.
- Identificar as etapas do que deverão fazer.
- Fazer um *checklist*.
- Associar informações visuais às verbais durante o estudo.
- Reler as provas antes de entregar.

SLIDE 6.14

| ESTIMULAÇÃO DA ATENÇÃO PARA CRIANÇAS E ADOLESCENTES | SESSÃO 6 | MANOLE |

ESTRATÉGIAS

Para evitar erros por respostas incorretas:

- Fazer as atividades com calma.
- Destacar as palavras-chave dos enunciados.
- Reler antes de entregar a prova.
- Questionar se aquela resposta faz sentido em relação à pergunta que foi feita.
    - Ortografia.
    - Sentido da frase.

SLIDE 6.15

| ESTIMULAÇÃO DA ATENÇÃO PARA CRIANÇAS E ADOLESCENTES | SESSÃO 6 | MANOLE |

ESTRATÉGIAS PARA A IMPULSIVIDADE NÃO ATRAPALHAR A ALTERNÂNCIA DA ATENÇÃO

NO COTIDIANO

- Não tenham pressa! Reservem um tempo para compreender o que foi solicitado e só depois respondam.
- Caso necessitem, peçam por mais tempo para analisar antes de responder.

NO ESTUDO

- Combinem horário para as tarefas (primeiro lição, depois internet etc.).
- Diminuam o acesso a possíveis distratores. Na hora do estudo deixem apenas o material escolar em cima da mesa.

SLIDE 6.16

| ESTIMULAÇÃO DA ATENÇÃO PARA CRIANÇAS E ADOLESCENTES | SESSÃO 6 | MANOLE |

LIÇÃO DE CASA

Em uma linha circulem e contem todas as letras "A" e na linha seguinte todas as letras "B", alternando-as.

- Distribuição linear.
- Distribuição aleatória.

> **DICA:**
> Marquem sempre da esquerda para a direita e façam uma linha por vez, tomando cuidado para não pular nenhuma linha.

SLIDE 6.17

| ESTIMULAÇÃO DA ATENÇÃO PARA CRIANÇAS E ADOLESCENTES | SESSÃO 7 | MANOLE |

RETOMANDO...

Atenção seletiva

- Focar a atenção em apenas um estímulo, ignorando os demais.

Atenção alternada

- Alternar a atenção entre dois ou mais estímulos.

- Algum outro tipo de atenção?

SLIDE 7.1

| ESTIMULAÇÃO DA ATENÇÃO PARA CRIANÇAS E ADOLESCENTES | SESSÃO 7 | MANOLE |

ATENÇÃO DIVIDIDA

Capacidade de focar a atenção em dois ou mais estímulos distintos para executar diversas tarefas distintas **simultaneamente**.

- Procurar determinadas marcas de salgadinhos que ao mesmo tempo estejam na promoção.
- Ler e-mail do trabalho durante uma reunião.
- Conversar enquanto cozinha.
- Jogo com cartas de baralho "mau-mau".
- Procurar ao mesmo tempo a letra "A" e "B".

SLIDE 7.2

ATENÇÃO DIVIDIDA

- Isso é atenção dividida?

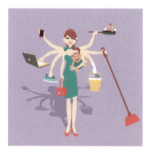

- Como é para vocês? Atrapalha ou ajuda?

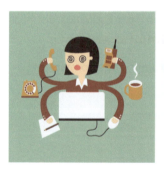 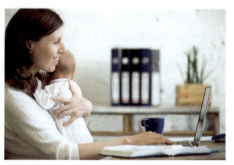

JOGO DE BARALHO "MAU-MAU"

- Você deve jogar uma carta que contenha o mesmo naipe ou o mesmo número da carta da mesa.

DICA:
- Reparem que as cartas contêm diferentes números e naipes.
- Também existem as cartas "coringa" e de "punição"

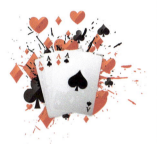

JOGO DE BARALHO "MAU-MAU"

- Essas são as cartas do baralho.
- Vocês começarão com 7 cartas aleatórias.

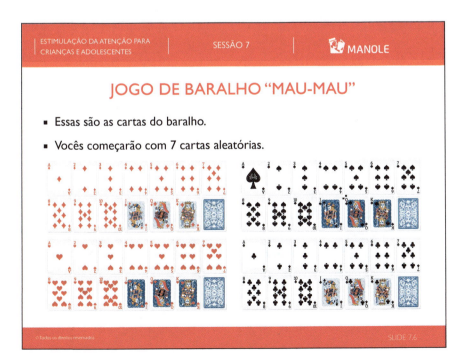

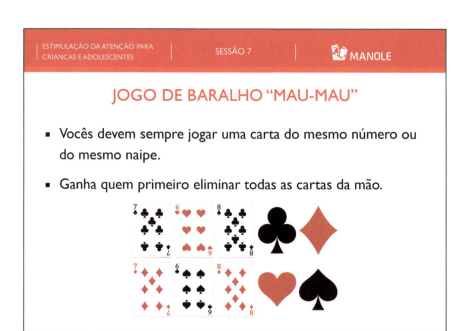

JOGO DE BARALHO "MAU-MAU"

- Vocês devem sempre jogar uma carta do mesmo número ou do mesmo naipe.
- Ganha quem primeiro eliminar todas as cartas da mão.

JOGO DE BARALHO "MAU-MAU"

- As cartas "J" (valete) funcionam como coringa. Vocês podem jogá-las quando quiserem, e ainda escolhem o naipe para o próximo jogador.

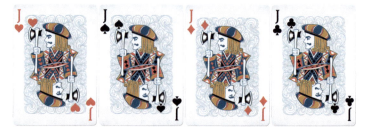

JOGO DE BARALHO "MAU-MAU"

- As cartas "7" obrigam a pessoa seguinte a comprar duas cartas e não permitem que ela jogue nesta rodada.

- As cartas "9" obrigam a pessoa anterior a comprar uma carta, sem jogar.

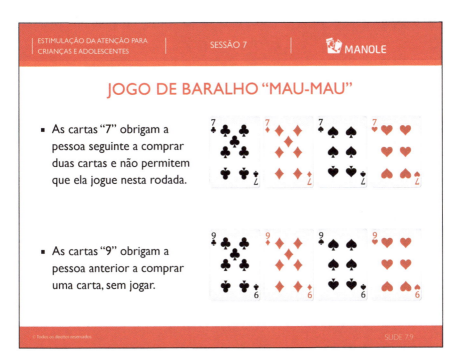

JOGO DE BARALHO "MAU-MAU"

- As cartas "Ás" pulam o próximo jogador, de modo que ele não joga nesta partida.

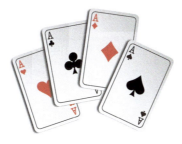

| ESTIMULAÇÃO DA ATENÇÃO PARA CRIANÇAS E ADOLESCENTES | SESSÃO 7 | MANOLE |

JOGO DE BARALHO "MAU-MAU"

- Se mesmo assim vocês não tiverem a carta, devem comprar da pilha da mesa e tentar a sorte de tirar a carta que precisam.
- Caso não saia a carta de que precisam, devem passar a vez.
- Quando o jogador estiver com apenas uma carta ele deverá falar **"mau-mau"**. Caso contrário, receberá a punição de comprar mais 5 cartas.

| ESTIMULAÇÃO DA ATENÇÃO PARA CRIANÇAS E ADOLESCENTES | SESSÃO 7 | MANOLE |

JOGO DE BARALHO "MAU-MAU"

- Bom jogo!

> **DICA:**
> Prestem atenção em tudo ao mesmo tempo (número e naipe).

| ESTIMULAÇÃO DA ATENÇÃO PARA CRIANÇAS E ADOLESCENTES | SESSÃO 7 | MANOLE |

ATENÇÃO DIVIDIDA

- Como foi manter a atenção dividida em uma atividade lúdica?
- Como vocês teriam reagido ao dividir a atenção entre tantos elementos se a atividade não fosse prazerosa?

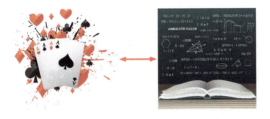

| ESTIMULAÇÃO DA ATENÇÃO PARA CRIANÇAS E ADOLESCENTES | SESSÃO 7 | MANOLE |

ATENÇÃO DIVIDIDA

- Esse tipo de motivação ajuda ou atrapalha o rendimento atencional?

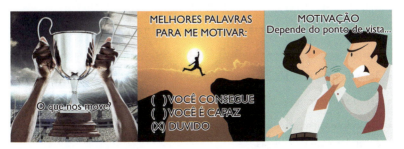

| ESTIMULAÇÃO DA ATENÇÃO PARA CRIANÇAS E ADOLESCENTES | SESSÃO 7 | MANOLE |

ESTRATÉGIAS

- Tenham sempre os seus objetivos claros.
- Façam metas de curto, médio e longo prazo.
- Reconheçam as pequenas conquistas.
- Façam um plano de estudos, incluindo tempo de descanso e lazer.
- Intercalem as atividades difíceis com as que vocês têm mais facilidade.

SLIDE 7.15

| ESTIMULAÇÃO DA ATENÇÃO PARA CRIANÇAS E ADOLESCENTES | SESSÃO 7 | MANOLE |

ESTRATÉGIAS PARA FAVORECER A MOTIVAÇÃO NAS ATIVIDADES

NO COTIDIANO

- Lembrem que cada pessoa pode ter uma motivação diferente.
- Tentem associar coisas prazerosas com as frustrantes.

NO ESTUDO

- Tornem mais dinâmico o estudo.
- Estudos em grupo são bem vindos.
- Quando ensinamos alguém também aprendemos. Tentem ensinar ou aprender com os colegas.

SLIDE 7.16

ATENÇÃO DIVIDIDA

Jogo de baralho "Bom dia, meu senhor"

- Distribuir todas as cartas do baralho entre os participantes. Cada pessoa irá jogar uma carta até que apareça uma das seguintes cartas:
  - Rei (K): deverá falar "Bom dia, meu senhor!"
  - Dama (Q): deverá falar "Bom dia, minha senhora!"
  - Valete (J): deverá prestar continência.
- Quem errar, esquecer de falar ou falar por último fica com todas as cartas da mesa.
- Ganha quem acabar com as cartas primeiro e perde quem tiver o maior número de cartas na mão.

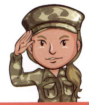

RETOMANDO: ATENÇÃO DIVIDIDA

- O que vocês fizeram nesta semana que precisaram dividir a atenção?
- Foi fácil ou difícil?

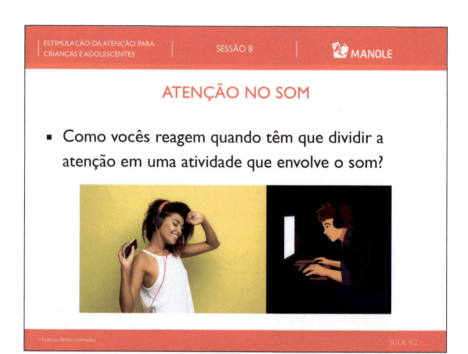

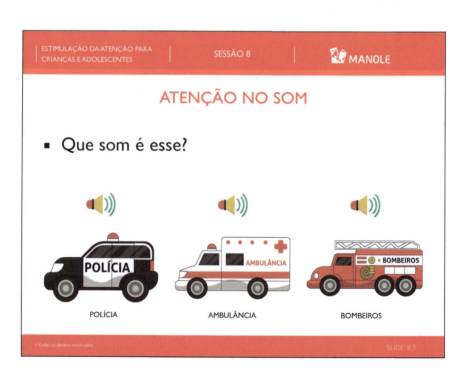

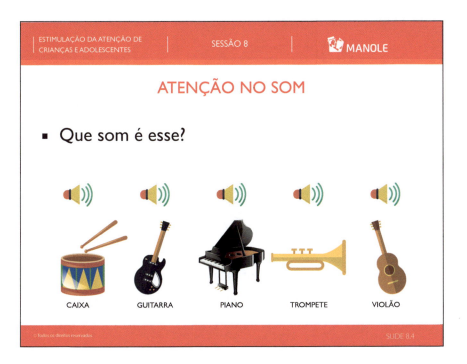

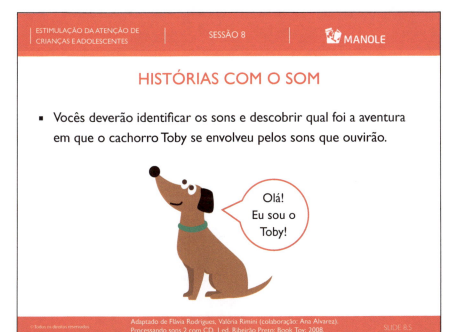

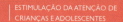

HISTÓRIAS COM O SOM

- Treino 1: escutem os sons e depois digam o que eles representam.

- Treino 2: Vamos tentar criar uma história com esses sons? O que o cachorro Toby está fazendo?

HISTÓRIAS COM O SOM

Conferindo o treino

- Esta imagem se encaixa na história que vocês criaram?
- Vocês mudariam algo na história?

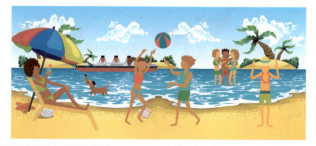

HISTÓRIAS COM O SOM

Som 1: Escutem os sons e em seguida criem uma história.

DICA:

Prestem atenção porque agora os sons aparecem misturados.

HISTÓRIAS COM O SOM

Conferindo o som 1

- Essa imagem se encaixa na história que vocês criaram?
- Vocês mudariam algo na história?

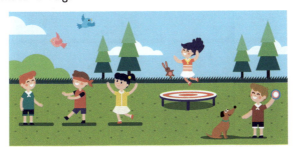

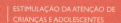

HISTÓRIAS COM O SOM

Som 2: Escutem os sons e em seguida criem uma história.

DICA:

Prestem atenção porque agora os sons aparecem misturados.

Adaptado de Flávia Rodrigues, Valéria Rimini (colaboração: Ana Alvarez). Processando sons 2 com CD, 1.ed. Ribeirão Preto: Book Toy; 2008.

SLIDE 8.8

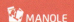

HISTÓRIAS COM O SOM

Conferindo o som 2

- Essas imagens se encaixam na história que vocês criaram?
- Mudariam algo na história?

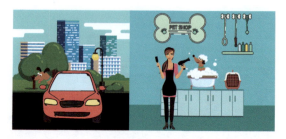

Adaptado de Flávia Rodrigues, Valéria Rimini (colaboração: Ana Alvarez). Processando sons 2 com CD, 1.ed. Ribeirão Preto: Book Toy; 2008.

SLIDE 8.8a

ESTIMULAÇÃO DA ATENÇÃO DE CRIANÇAS E ADOLESCENTES | SESSÃO 8 | MANOLE

HISTÓRIAS COM O SOM

Som 3: Escutem os sons e em seguida criem uma história.

DICA:

Prestem atenção porque agora os sons aparecem misturados.

Adaptado de Flávia Rodrigues, Valéria Rimini (colaboração: Ana Alvarez). Processando sons 2 com CD, 1.ed. Ribeirão Preto: Book Toy; 2008.

SLIDE 8.9

ESTIMULAÇÃO DA ATENÇÃO DE CRIANÇAS E ADOLESCENTES | SESSÃO 8 | MANOLE

HISTÓRIAS COM O SOM

Conferindo o som 3

- Essas imagens se encaixam na história que vocês criaram?
- Vocês mudariam algo na história?

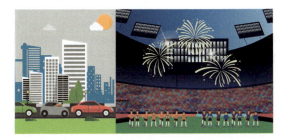

Adaptado de Flávia Rodrigues, Valéria Rimini (colaboração: Ana Alvarez). Processando sons 2 com CD, 1.ed. Ribeirão Preto: Book Toy; 2008.

SLIDE 8.9a

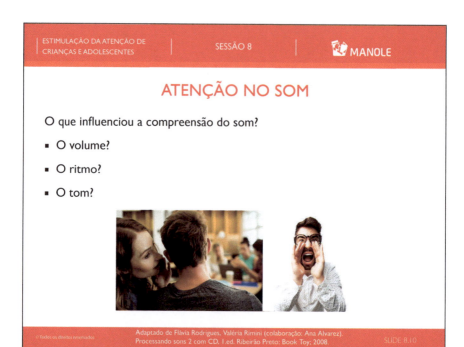

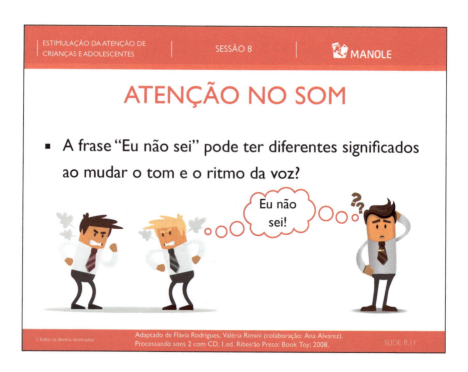

| ESTIMULAÇÃO DA ATENÇÃO PARA CRIANÇAS E ADOLESCENTES | SESSÃO 8 | MANOLE |

ATENÇÃO NO SOM

CUIDADO:

- A entonação da voz pode mudar o significado do que você está querendo dizer!
  - Brincadeiras/Piadas x Falsidade/Ironia.
  - Pedir x Mandar.
  - Não conseguir x Não querer tentar.

| ESTIMULAÇÃO DA ATENÇÃO PARA CRIANÇAS E ADOLESCENTES | SESSÃO 8 | MANOLE |

ESTRATÉGIAS

Como usar a voz para favorecer a comunicação:

- Façam um pedido por vez.
- Não falem de forma linear.
- Enfatizem o tom da voz nas palavras-chave.
- Prestem atenção nas reações dos outros ao te ouvir.
- Usem das reações dos outros ao seu favor, digam o que vocês perceberam.

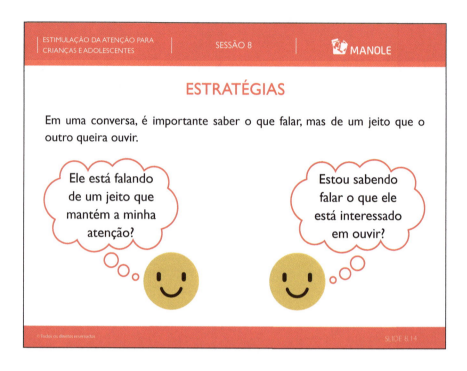

ESTRATÉGIAS

- Identifiquem quais sons são importantes e merecem atenção.
- Vejam se a compreensão do que ouviram faz sentido com o que vocês já entenderam.
- Caso não entendam o que o outro falou, não deduzam: solicite que a pessoa repita o que disse.

| ESTIMULAÇÃO DA ATENÇÃO PARA CRIANÇAS E ADOLESCENTES | SESSÃO 8 | MANOLE |

ESTRATÉGIAS PARA USAR A VOZ PARA ENFATIZAR INFORMAÇÕES

NO COTIDIANO

- Variem o tom da sua voz, dando ênfase na parte importante da pergunta. Usem expressões corporais compatíveis com o tom de voz, (cara e voz de bravo) para auxiliar na interpretação do som.

NO ESTUDO

- Façam leitura dos textos em voz alta. Leiam as perguntas dando ênfase no objetivo, principalmente se for para indicar a alternativa incorreta.
- Dramatizem as histórias e criem paródias de músicas com conteúdo escolar.

SLIDE 8.16

| ESTIMULAÇÃO DA ATENÇÃO PARA CRIANÇAS E ADOLESCENTES | SESSÃO 8 | MANOLE |

LIÇÃO DE CASA

Circulem e contem todas as sequência "CKL".

- Distribuição linear.
- Distribuição aleatória.

> **DICA:**
> - Façam da esquerda para a direita.
> - Tomem cuidado para não pular nenhuma linha.

SLIDE 8.17

| ESTIMULAÇÃO DA ATENÇÃO PARA CRIANÇAS E ADOLESCENTES | SESSÃO 9 | MANOLE |

RETOMANDO: ATENÇÃO DIVIDIDA

Como é a atenção de vocês para fazer mais de uma coisa ao mesmo tempo?

E quando existe a regra de "fazer uma coisa, mas apenas em um determinado contexto"?

- Atravessar a rua quando não estiver vindo carros, mas apenas se o semáforo estiver verde para pedestres.

Nesse caso é necessário dividir a atenção?

| ESTIMULAÇÃO DA ATENÇÃO PARA CRIANÇAS E ADOLESCENTES | SESSÃO 9 | MANOLE |

CONTROLE INIBITÓRIO

- **Capacidade de inibir respostas competitivas**, escolhendo fazer apenas uma delas, visando um resultado específico, mesmo que não seja o seu desejo inicial.

- Inibir o próprio comportamento = **autocontrole**.

- Inibir a atenção de algo que distrai = **controle das interferências**.

| ESTIMULAÇÃO DA ATENÇÃO PARA CRIANÇAS E ADOLESCENTES | SESSÃO 9 | MANOLE |

CONTROLE INIBITÓRIO

O que devemos fazer para **não** sermos **impulsivos**?

- Façam suas atividades com calma.
- Fiquem atentos a todas as alternativas.
- Analisem as consequências.

> **DICA:**
> Ter tempo de análise ajuda no controle inibitório.
> **VAMOS TREINAR!**

SLIDE 9.3

| ESTIMULAÇÃO DA ATENÇÃO PARA CRIANÇAS E ADOLESCENTES | SESSÃO 9 | MANOLE |

DIGA O NOME DAS FIGURAS

- Na figura do **Pato** digam **"Amarelo"** e na figura do **Coração** digam **"Vermelho"**. Nas outras imagens, digam o que elas representam (Bola e Estrela).

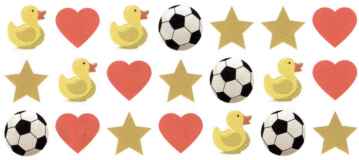

SLIDE 9.4

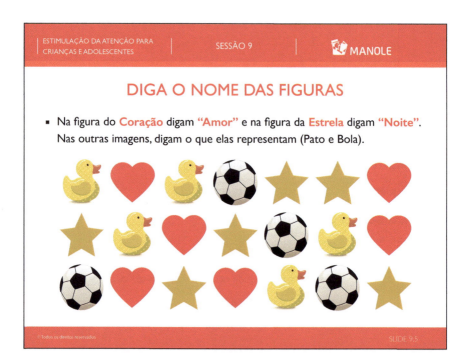

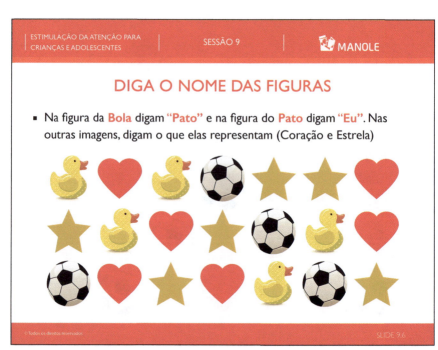

| ESTIMULAÇÃO DA ATENÇÃO PARA CRIANÇAS E ADOLESCENTES | SESSÃO 9 | MANOLE |

LEIA OS NÚMEROS

Leiam **8 para** o número **1** e **1 para** o número **8** e no número 5 leiam 5.

5 8 1 5 8 8 1 5 8 1 5 8 1 8 8 5 1
8 1 5 5 5 1 8 1 5 5 1 5 8 1 5 8 8
1 8 8 5 1 8 8 1 5 8 5 5 1 8 1 5 8
8 1 1 5 8 1 5 5 1 8 1 5 5 1 5 8 8

SLIDE 9.7

| ESTIMULAÇÃO DA ATENÇÃO PARA CRIANÇAS E ADOLESCENTES | SESSÃO 9 | MANOLE |

LEIA OS NÚMEROS

Leiam apenas o número **1**, nos números **5 e 8 digam a cor do número** (**vermelho** e **azul**).

5 8 1 5 8 8 1 5 8 1 5 8 1 8 8 5 1
8 1 5 5 5 1 8 1 5 5 1 5 8 1 5 8 8
1 8 8 5 1 8 8 1 5 8 5 5 1 8 1 5 8
8 1 1 5 8 1 5 5 1 8 1 5 5 1 5 8 8

SLIDE 9.8

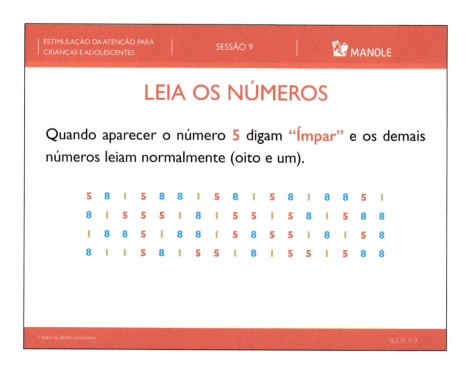

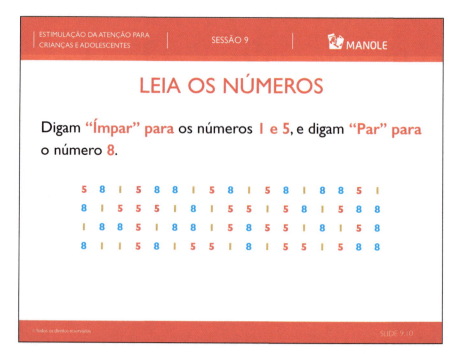

| ESTIMULAÇÃO DA ATENÇÃO PARA CRIANÇAS E ADOLESCENTES | SESSÃO 9 | MANOLE |

LEIAM AS PALAVRAS

Quando encontrarem os nomes das cores, vocês deverão substituir pela palavra "Cor".

animal laranja estojo branco livro roxo animal caderno verde mochila animal marrom lápis cinza papel animal borracha azul animal rosa caneta pincel animal preto animal lilás papel amarelo animal livro preto agenda

SLIDE 9.11

| ESTIMULAÇÃO DA ATENÇÃO PARA CRIANÇAS E ADOLESCENTES | SESSÃO 9 | MANOLE |

LEIAM AS PALAVRAS

Quando encontrarem os nomes de algum material escolar, deverão substituir pela palavra "Escola".

animal laranja estojo branco livro roxo animal caderno verde mochila animal marrom lápis cinza papel animal borracha azul animal rosa caneta pincel animal preto animal lilás papel amarelo animal livro preto agenda

SLIDE 9.12

LEIAM AS PALAVRAS

Quando encontrarem a palavra "animal", deverão substituí-la pelo nome de um animal, mas sem repetir o mesmo até o final.

animal laranja estojo branco livro roxo animal caderno verde mochila animal marrom lápis cinza papel animal borracha azul animal rosa caneta pincel animal preto animal lilás papel amarelo animal livro preto agenda

ATENÇÃO DIVIDIDA

- A complexidade da tarefa influencia nossa capacidade de dividir a atenção?

SIM!

- Quanto mais complicadas são as informações, ou mais coisas que temos que inibir ao mesmo tempo, maior será o esforço atencional.

ESTRATÉGIAS

- Não tenham pressa de responder antes de analisar.
- É melhor ir devagar do que cometer erros.
- Corrijam o que já fizeram. Vocês poderão achar os erros que passaram despercebidos.
- Se perceberem que não estão conseguindo inibir os estímulos distratores, façam um intervalo!
- Após o intervalo sempre voltem para atividade inicial.

ESTRATÉGIAS PARA ESTIMULAR O CONTROLE INIBITÓRIO

NO COTIDIANO

- Prestem atenção nas regras do semáforo e avaliem a hora de atravessar a rua.
- Conversem com outras pessoas mesmo quando tiver barulhos no ambiente e verifiquem se são capazes de ignorar os sons irrelevantes.

NO ESTUDO

- Treinem cálculos matemáticos que contenham operações matemáticas misturadas (+ e -).
- Treinem com exercícios de múltiplas escolhas, nos quais precisem apontar a alternativa incorreta.

| ESTIMULAÇÃO DA ATENÇÃO PARA CRIANÇAS E ADOLESCENTES | SESSÃO 9 | MANOLE |

LIÇÃO DE CASA

Controle inibitório

- Falem o mais rápido que conseguirem seguindo as regras dos exercícios.
- Peçam ajuda para alguém cronometrar e marcar a quantidade de erros e repitam 4 vezes o mesmo exercício:
  - Atividade com números.
  - Atividade com desenhos.

| ESTIMULAÇÃO DA ATENÇÃO PARA CRIANÇAS E ADOLESCENTES | SESSÃO 10 | MANOLE |

RETOMANDO...

Atenção seletiva
- Focar a atenção em apenas um estímulo.

Atenção alternada
- Alternar a atenção entre dois ou mais estímulos.

Atenção dividida
- Dividir a atenção entre dois ou mais estímulos simultaneamente.

Algum outro tipo de atenção?

ATENÇÃO SUSTENTADA

- Capacidade de manter o foco em uma determinada atividade com o **mesmo rendimento por um tempo prolongado.**
  - Ficar atento durante toda a aula e aprender tudo.
  - Estudar.
  - Montar um quebra-cabeça.
  - Procurar a letra "A" por um período de tempo prolongado.

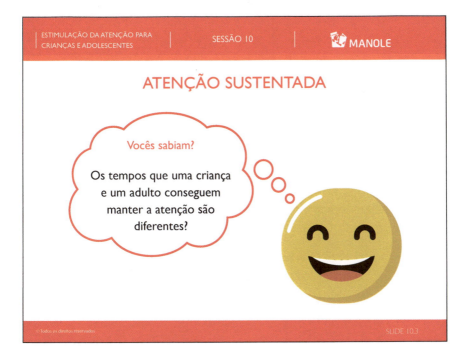

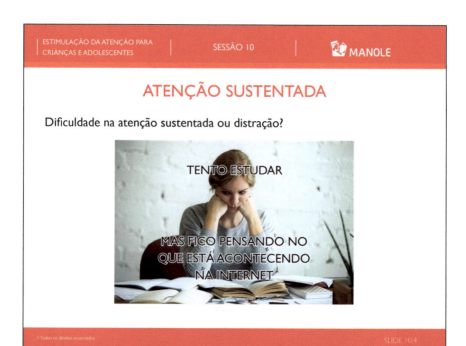

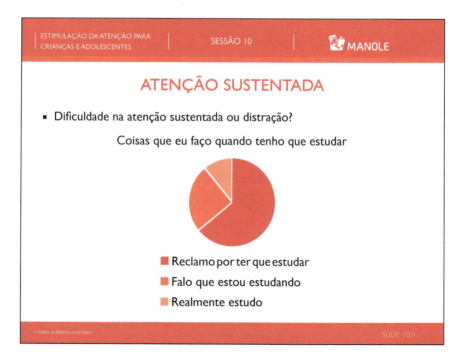

SIMULANDO A ATENÇÃO SUSTENTADA

Mantenham a atenção por um período prolongado até contarem todas as formas geométricas solicitadas.

DICA:

Algumas formas geométricas estão escondidas ou elas se formam entre o contorno de outras formas.

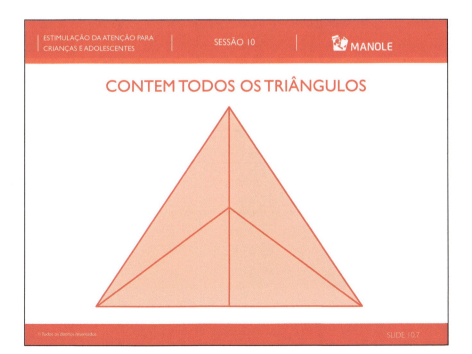

CONTEM TODOS OS TRIÂNGULOS

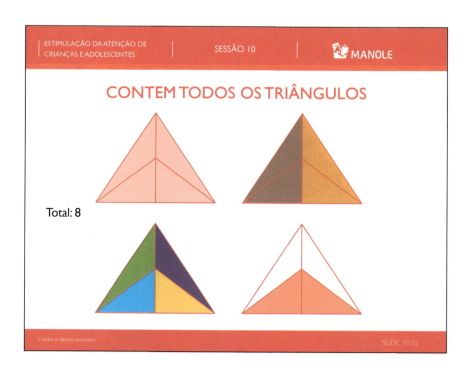

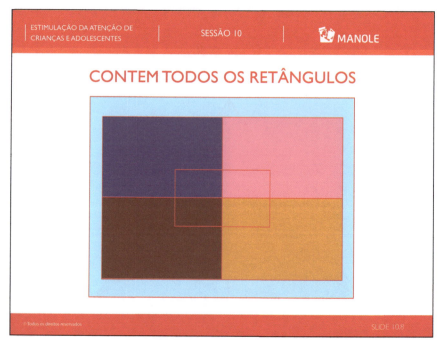

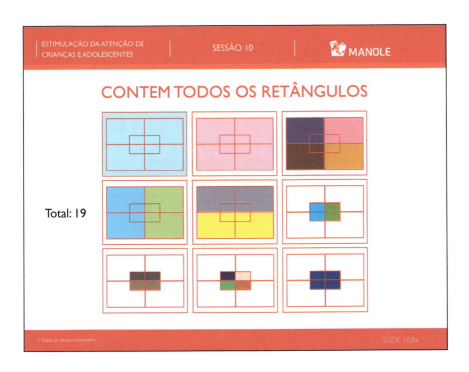

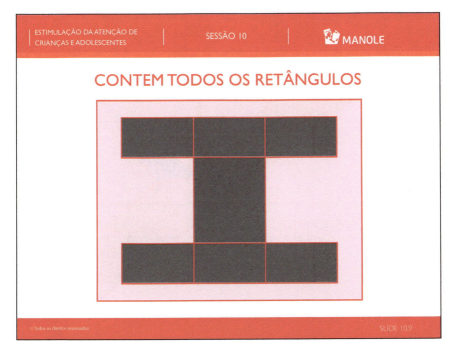

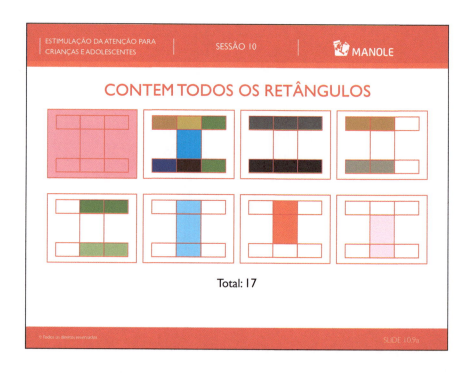
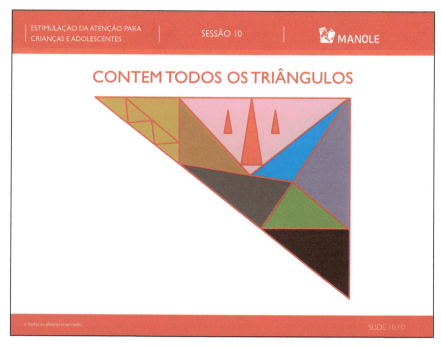

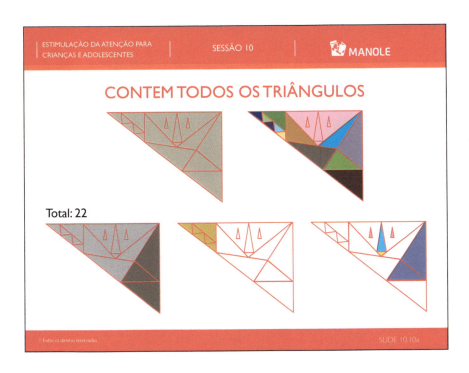

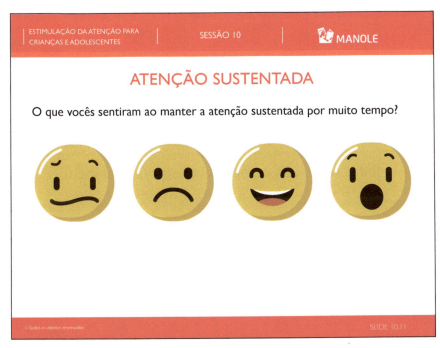

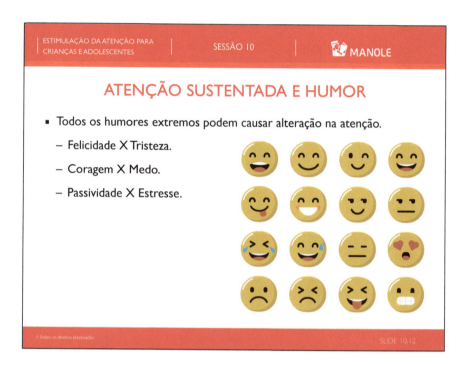

ESTRATÉGIAS

- Reparem se estão ficando distraídos pelos seus pensamentos.
- Analisem se vocês têm o controle dos problemas.
- Caso não consigam resolver o problema, adiem a preocupação, assim não irão atrapalhar a atenção nas outras atividades do dia.

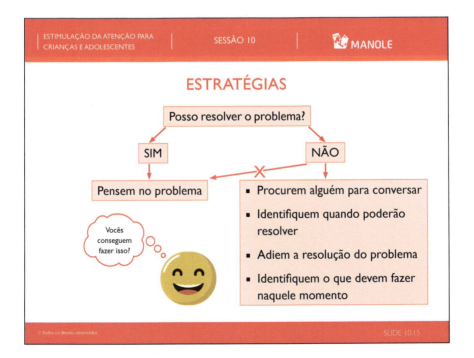

| ESTIMULAÇÃO DA ATENÇÃO PARA CRIANÇAS E ADOLESCENTES | SESSÃO 10 | MANOLE |

ESTRATÉGIAS PARA A EMOÇÃO NÃO ATRAPALHAR A ATENÇÃO

NO COTIDIANO

- Expressem seus sentimentos, descrevam e deem o nome do que sentem.
- Tenham momentos de livre expressão, por exemplo, através de um diário ou numa conversa não punitiva com os amigos ou pais.

NO ESTUDO

- É normal terem dúvidas e sentirem frustração quando não conseguem entender a lição, porém, não desistam.
- Identifiquem quais são as pessoas que podem ajudá-los com a matéria.

SLIDE 10.16

| ESTIMULAÇÃO DA ATENÇÃO PARA CRIANÇAS E ADOLESCENTES | SESSÃO 10 | MANOLE |

LIÇÃO DE CASA

Assinalem e contem as figuras geométricas:

- Círculos e Elipses.
- Triângulos.

DICA:
Alguns triângulos se formam dentro do espaço de outros triângulos.

SLIDE 10.17

| ESTIMULAÇÃO DA ATENÇÃO PARA CRIANÇAS E ADOLESCENTES | SESSÃO 11 | MANOLE |

RETOMANDO...

- Atenção sustentada
    - Qual o tempo máximo que vocês aguentam manter a atenção?
    - O que vocês sentem nessas horas?

| ESTIMULAÇÃO DA ATENÇÃO PARA CRIANÇAS E ADOLESCENTES | SESSÃO 11 | MANOLE |

A ATENÇÃO PRECISA DE ESFORÇO?

- Sim? Não? Depende?

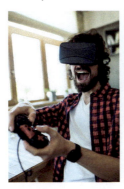
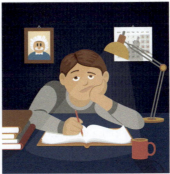

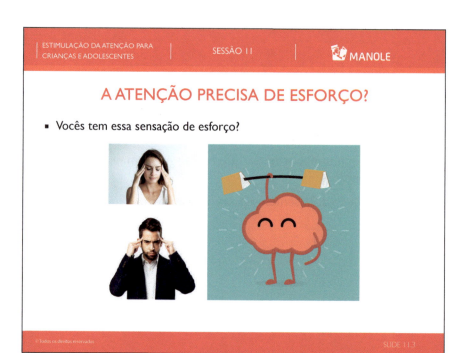

A ATENÇÃO PRECISA DE ESFORÇO?

- Quando nos sentimos frustrados é mais difícil permanecer na atividade? O esforço tem que ser maior?
- Resposta: **SIM!**
- É comum que vocês queiram desistir.

DICA:
Não desistam por causa da frustração.

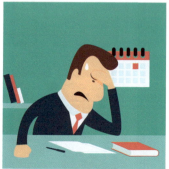

| ESTIMULAÇÃO DA ATENÇÃO PARA CRIANÇAS E ADOLESCENTES | SESSÃO 11 | MANOLE |

SIMULANDO A ATENÇÃO SUSTENTADA

Jogo para achar os erros

- Mantenham a atenção <u>por um período prolongado</u> até identificarem os elementos diferentes entre os desenhos.

> **DICA:**
> Em cada atividade vocês devem encontrar uma quantidade de erros.

| ESTIMULAÇÃO DA ATENÇÃO PARA CRIANÇAS E ADOLESCENTES | SESSÃO 11 | MANOLE |

ACHE 3 ERROS

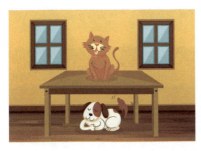
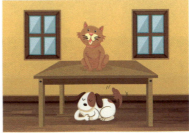

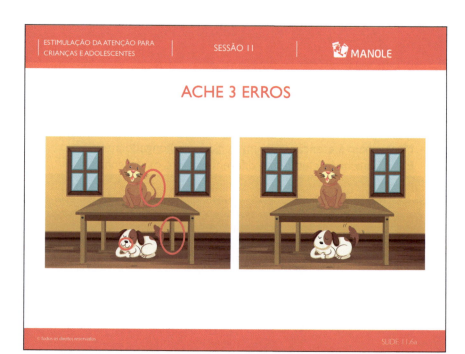
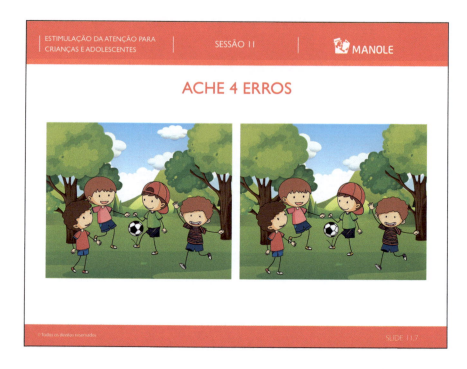

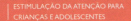

ACHE 4 ERROS

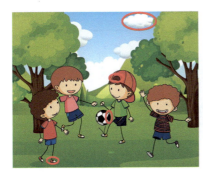 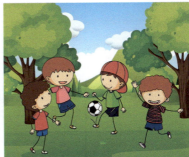

ACHE 5 ERROS

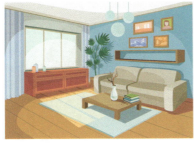 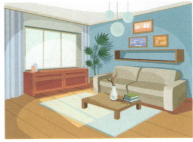

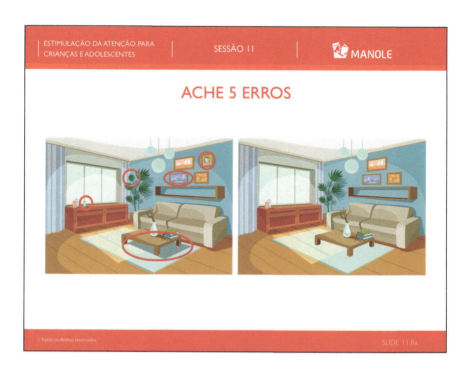
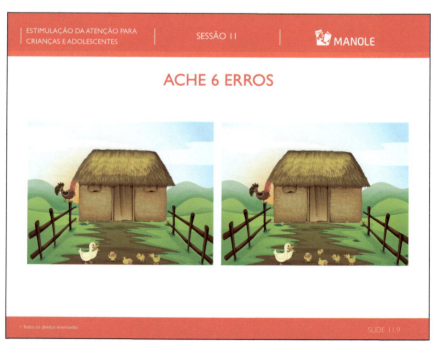

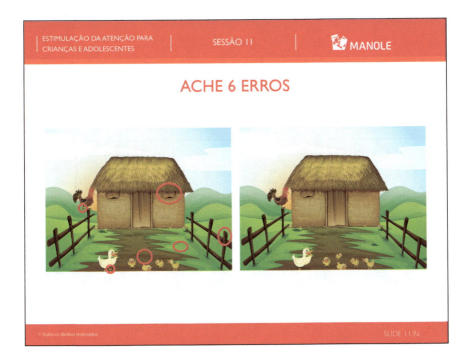
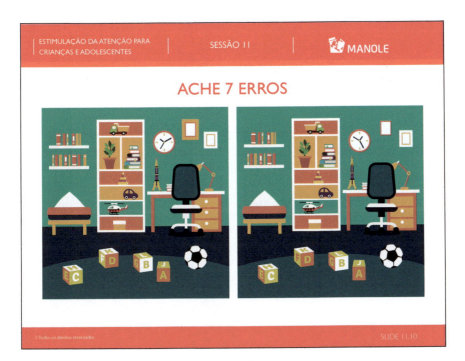

214 ESTIMULAÇÃO DA ATENÇÃO DE CRIANÇAS E ADOLESCENTES

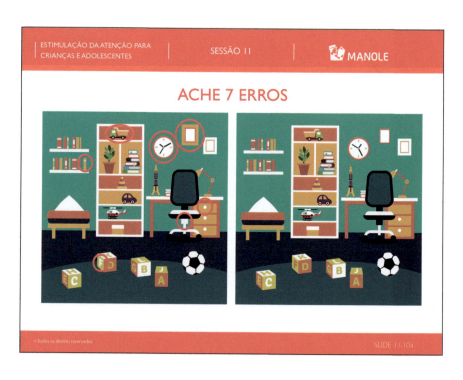

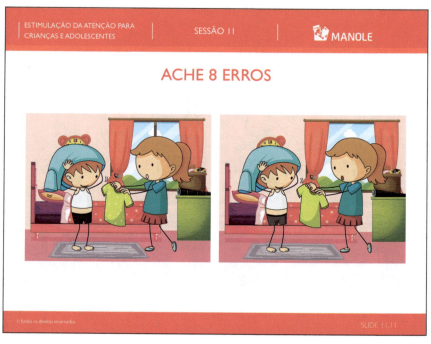

ESTIMULAÇÃO DA ATENÇÃO PARA CRIANÇAS E ADOLESCENTES | SESSÃO 11 | MANOLE

ACHE 8 ERROS

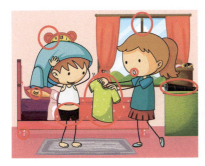

SLIDE 11.11a

ESTIMULAÇÃO DA ATENÇÃO PARA CRIANÇAS E ADOLESCENTES | SESSÃO 11 | MANOLE

ATENÇÃO SUSTENTADA

- Como foi o rendimento de vocês ao ficarem muito tempo na atividade?
  - Foi prazeroso?
  - Cansaram?
  - Se irritaram?
  - Ficaram com pressa para terminar?
  - Se sentiram frustrados?
  - Permaneceram na tarefa?
  - Desistiram na metade?

SLIDE 11.12

| ESTIMULAÇÃO DA ATENÇÃO PARA CRIANÇAS E ADOLESCENTES | SESSÃO 11 | |

ESTRATÉGIAS

- Façam rastreamento visual da esquerda para direita.
  - Sentido da leitura.
- Comparem as imagens por quadrantes.
- Escolham o que comparar primeiro.
  - Cor, tamanho, forma, quantidade.
- Além de procurar o que está diferente, prestem atenção para ver se tem algo faltando.

| ESTIMULAÇÃO DA ATENÇÃO PARA CRIANÇAS E ADOLESCENTES | SESSÃO 11 | |

DESAFIO - ACHE 10 ERROS

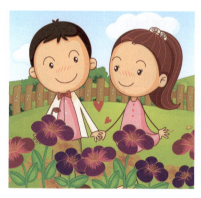
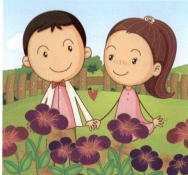

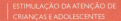 | SESSÃO 11 |

DESAFIO - ACHE 10 ERROS

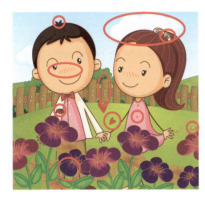
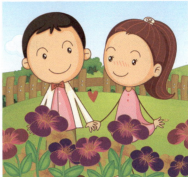

ESTRATÉGIAS

Se as atividades de atenção sustentada causam muito cansaço ou vocês não toleram permanecer na tarefa.

FAÇAM INTERVALOS!

Mas lembrem-se de **SEMPRE VOLTAR!**

| ESTIMULAÇÃO DA ATENÇÃO PARA CRIANÇAS E ADOLESCENTES | SESSÃO 11 | MANOLE |

ESTRATÉGIAS PARA FAVORECER A TOLERÂNCIA NAS TAREFAS QUE EXIGEM ESFORÇO MENTAL

NO COTIDIANO

- Valorizem as pequenas conquistas, mas tenham sempre como meta o objetivo final.
- Programem pequenos intervalos, por exemplo uma pausa para tomar água.

NO ESTUDO

- Façam a lição de casa diariamente, evitando o acúmulo de tarefas.
- No período de provas, façam combinados com os pais: se vocês mantiverem o tempo combinado de estudo durante a semana, programem recompensas agradáveis nos finais de semana.

SLIDE 11.16

| ESTIMULAÇÃO DA ATENÇÃO PARA CRIANÇAS E ADOLESCENTES | SESSÃO 11 | MANOLE |

LIÇÃO DE CASA

Jogo dos 7 erros

- Identifiquem o que há de diferente entre as imagens:
    - Imagem da cozinha.
    - Imagem das crianças.

DICA:
Façam um planejamento no rastreamento visual para achar os erros das figuras!

SLIDE 11.17

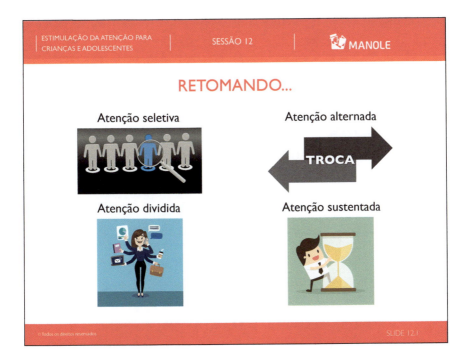

RETOMANDO...

É possível ter uma melhor capacidade atencional em um tipo de atenção e não nos outros?

SIM!

Qual tipo de atenção vocês têm mais facilidade?

Não há resposta errada!

| ESTIMULAÇÃO DA ATENÇÃO PARA CRIANÇAS E ADOLESCENTES | SESSÃO 12 | MANOLE |

ATENÇÃO SUSTENTADA

É normal sentir cansaço e/ou vontade de desistir das atividades que envolvem atenção sustentada.

MAS, NÃO DESISTAM!

O esforço vale a pena!

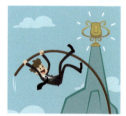

SLIDE 12.3

| ESTIMULAÇÃO DA ATENÇÃO PARA CRIANÇAS E ADOLESCENTES | SESSÃO 12 | MANOLE |

SIMULANDO A ATENÇÃO SUSTENTADA

Ache a sombra do modelo:

- Mantenham a atenção por um período prolongado até acharem a sombra do modelo apresentado.

> **DICAS:**
> - Prestem atenção nos detalhes.
> - Lembrem-se de que este é um exercício de atenção sustentada, então é normal sentir cansaço.

SLIDE 12.4

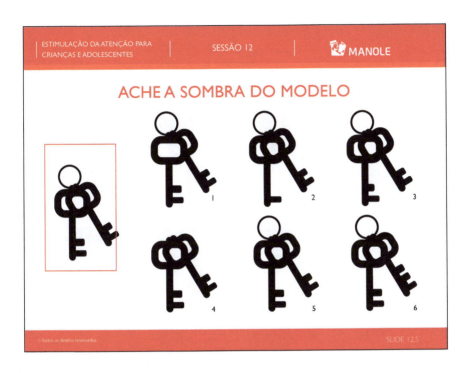

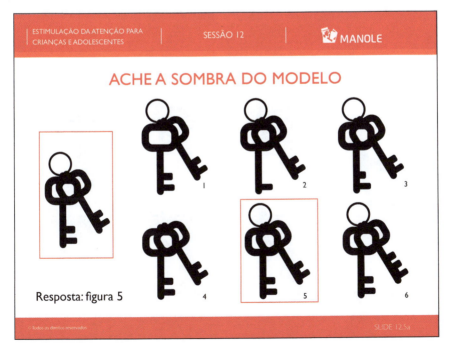

Resposta: figura 5

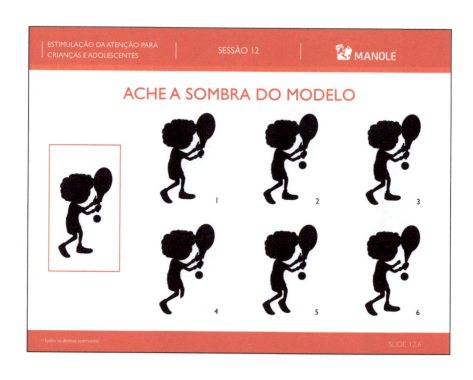
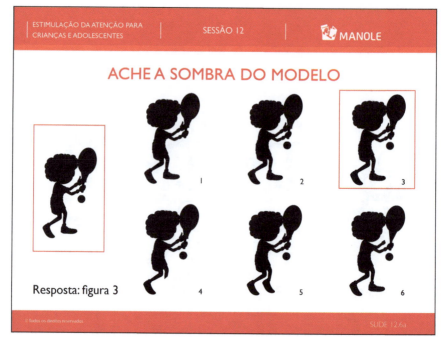

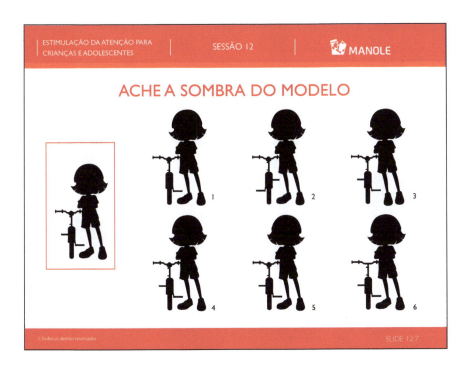
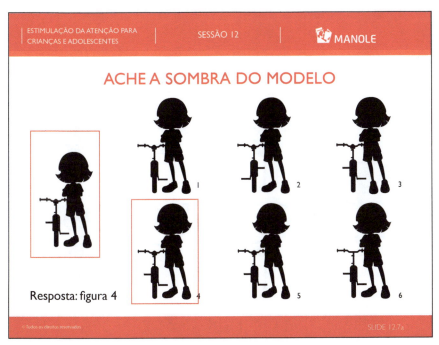

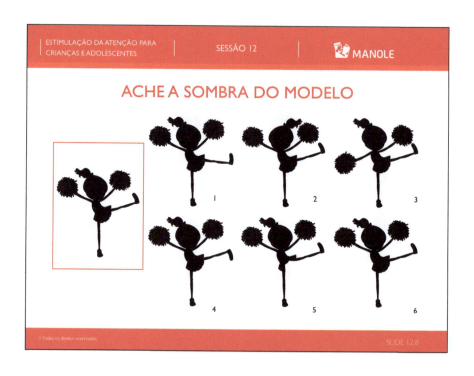

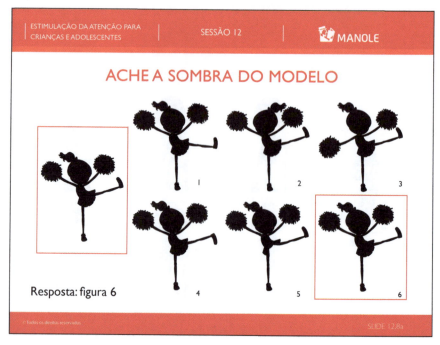

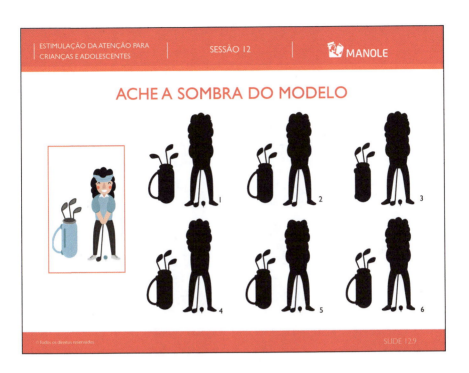
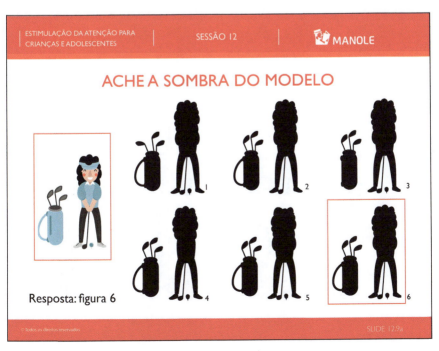

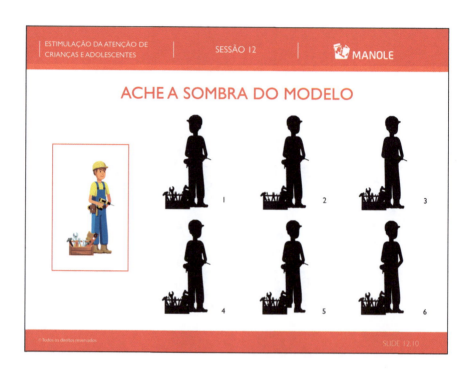
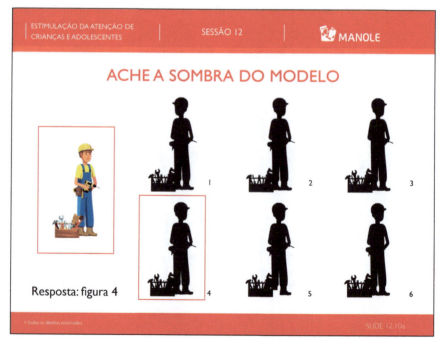

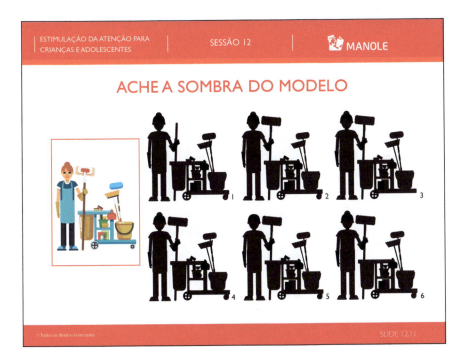
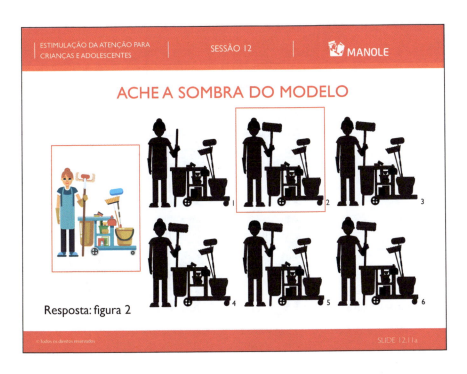

228 ESTIMULAÇÃO DA ATENÇÃO DE CRIANÇAS E ADOLESCENTES

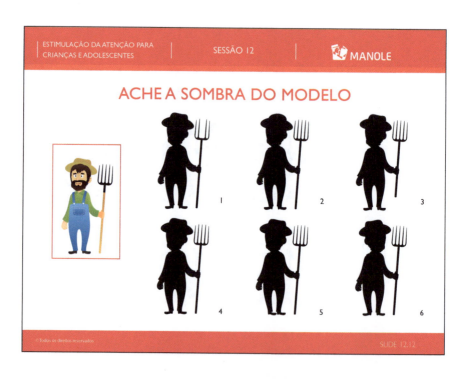

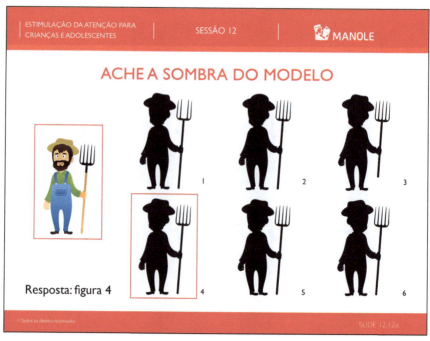

| ESTIMULAÇÃO DA ATENÇÃO PARA CRIANÇAS E ADOLESCENTES | SESSÃO 12 | MANOLE |

ATENÇÃO SUSTENTADA

- Como foi o rendimento de vocês? Houve erros?
- Analisaram antes de responder? Ou falaram sem ter certeza?
- Quais foram as reações emocionais? E as corporais?

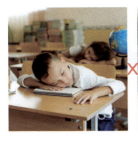 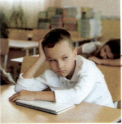 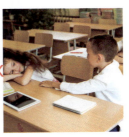

SLIDE 12.13

| ESTIMULAÇÃO DA ATENÇÃO PARA CRIANÇAS E ADOLESCENTES | SESSÃO 12 | MANOLE |

ESTRATÉGIAS

- Programem as pausas nas atividades extensas.
- Aos poucos, aumentem o tempo entre os intervalos.
- Usem ampulheta ou um cronômetro para marcar o tempo de duração da atividade.

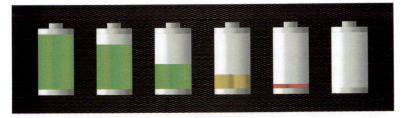

SLIDE 12.14

| ESTIMULAÇÃO DA ATENÇÃO PARA CRIANÇAS E ADOLESCENTES | SESSÃO 12 | MANOLE |

ATENÇÃO SUSTENTADA

A agitação motora pode ser um indicativo de que está difícil manter a atenção sustentada. Porém, isso não é uma regra.

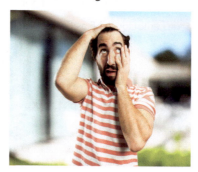

| ESTIMULAÇÃO DA ATENÇÃO PARA CRIANÇAS E ADOLESCENTES | SESSÃO 12 | MANOLE |

ESTRATÉGIAS PARA IDENTIFICAR SE A AGITAÇÃO MOTORA SUGERE DESATENÇÃO

NO COTIDIANO

- Quando falamos com as pessoas sem manter o contato visual ou sem responder às suas perguntas.
- Quando apresentamos uma mudança de humor por ter que esperar para fazer alguma coisa.

NO ESTUDO

- Se toda vez que vão estudar, lembram de algo que tinham para fazer, levantando em seguida, não conseguindo iniciar a tarefa.
- Se a agitação aparece quando estão estudando as mesmas matérias (principalmente as que sentem dificuldade).

| ESTIMULAÇÃO DA ATENÇÃO PARA CRIANÇAS E ADOLESCENTES | SESSÃO 12 | |

 ATENÇÃO

Utilizem as **estratégias** para tentar diminuir as distrações e favorecer o rendimento atencional.

- Pausas ou intervalos.
- Uso do cronômetro ou ampulheta para marcar um período de tempo para as atividades.
- Rastreamento visual no sentido da escrita (esquerda para direita).
- Gritar ou destacar partes importantes dos textos após ler.
- Usar material concreto para auxiliar informações verbais.
- Fazer um checklist.
- Elencar qual é a prioridade entre as tarefas.

LIÇÕES DE CASA

LIÇÕES DE CASA 235

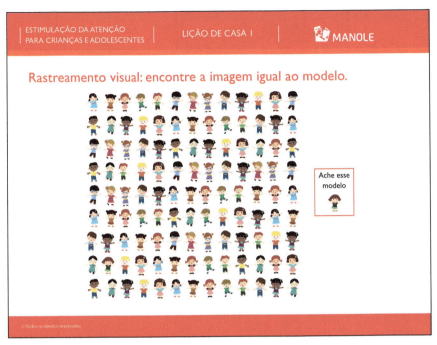

Slide 1 Lição de casa 1.

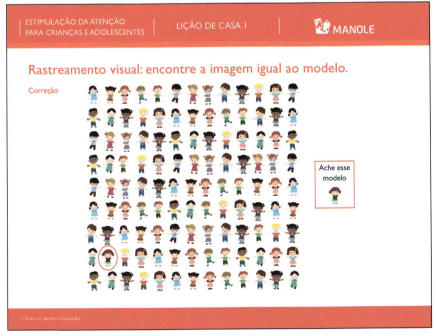

Slide 2 Lição de casa 1.

236　ESTIMULAÇÃO DA ATENÇÃO DE CRIANÇAS E ADOLESCENTES

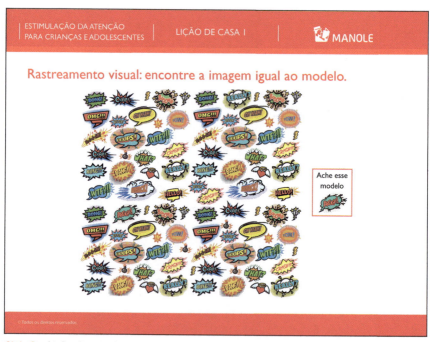

Slide 3　Lição de casa 1.

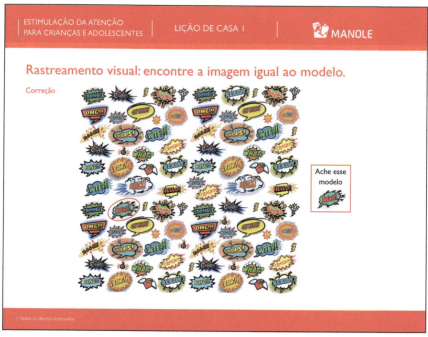

Slide 4　Lição de casa 1.

LIÇÕES DE CASA 237

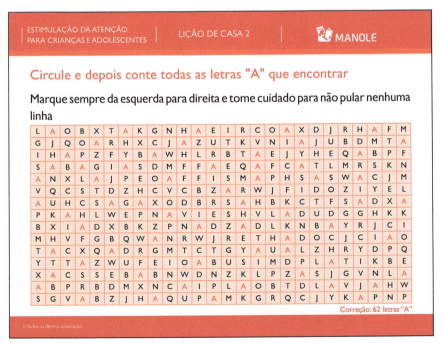

Slide 5 Lição de casa 2.

Slide 6 Lição de casa 2.

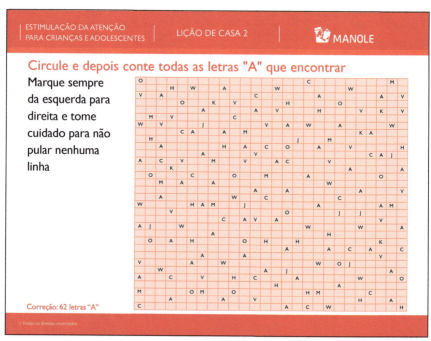

Slide 7 Lição de casa 2.

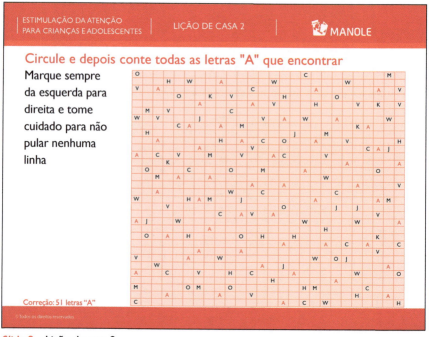

Slide 8 Lição de casa 2.

LIÇÕES DE CASA 239

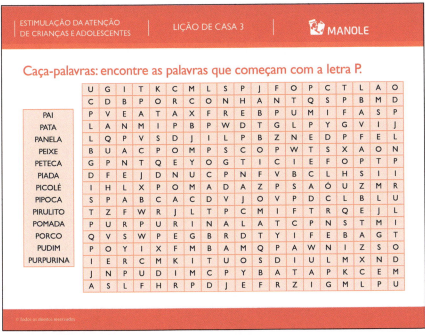

Slide 9 Lição de casa 3.

Slide 10 Lição de casa 3.

240 ESTIMULAÇÃO DA ATENÇÃO DE CRIANÇAS E ADOLESCENTES

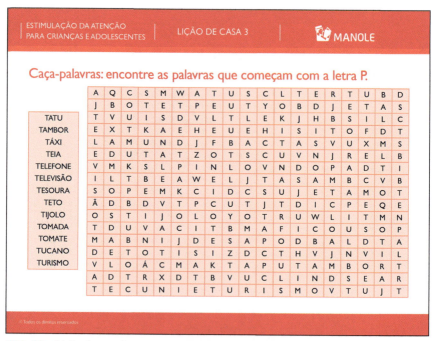

Slide 11 Lição de casa 3.

Slide 12 Lição de casa 3.

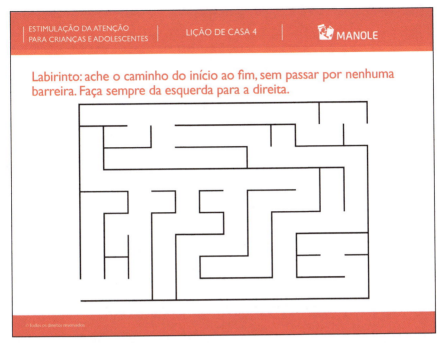

Slide 13   Lição de casa 4.

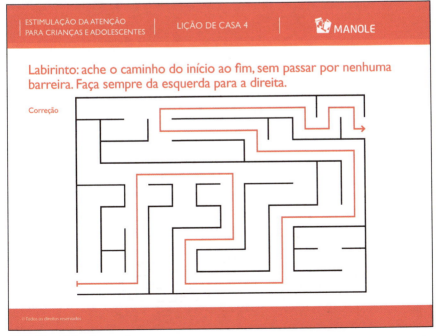

Slide 14   Lição de casa 4.

242 ESTIMULAÇÃO DA ATENÇÃO DE CRIANÇAS E ADOLESCENTES

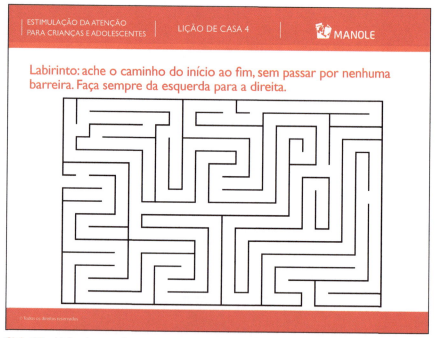

Slide 15   Lição de casa 4.

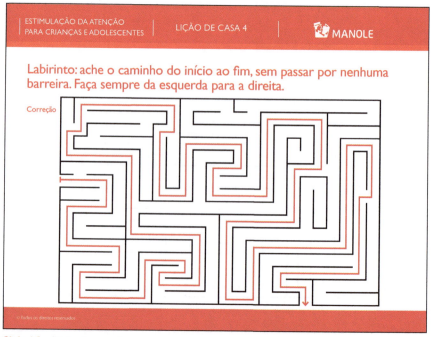

Slide 16   Lição de casa 4.

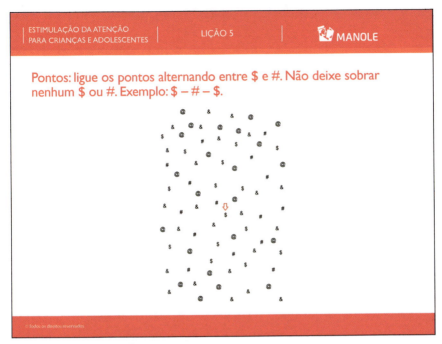

Slide 17 Lição de casa 5.

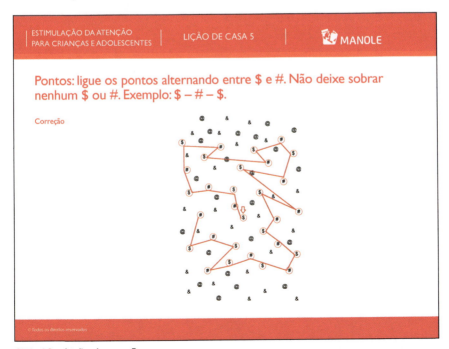

Slide 18 Lição de casa 5.

244 ESTIMULAÇÃO DA ATENÇÃO DE CRIANÇAS E ADOLESCENTES

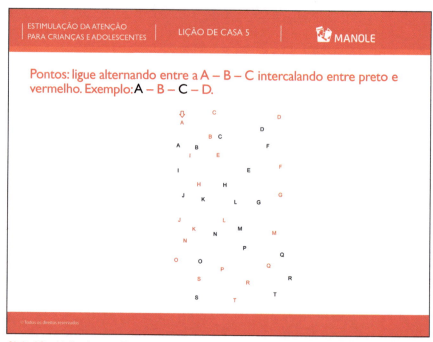

Slide 19 Lição de casa 5.

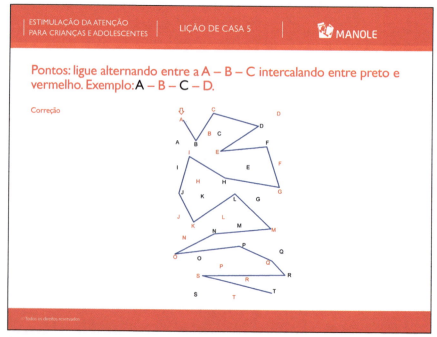

Slide 20 Lição de casa 5.

LIÇÕES DE CASA 245

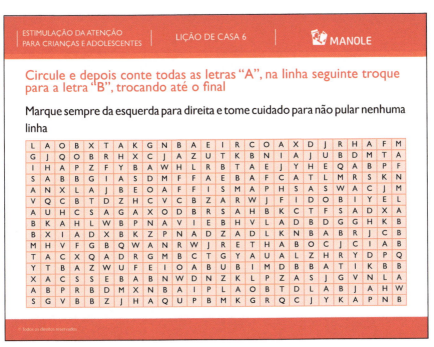

Slide 21 Lição de casa 6.

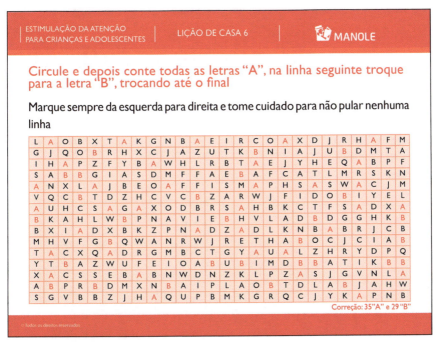

Slide 22 Lição de casa 6.

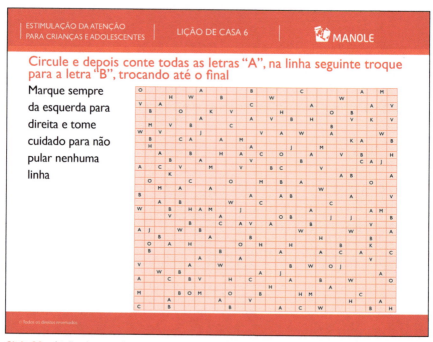

Slide 23   Lição de casa 6.

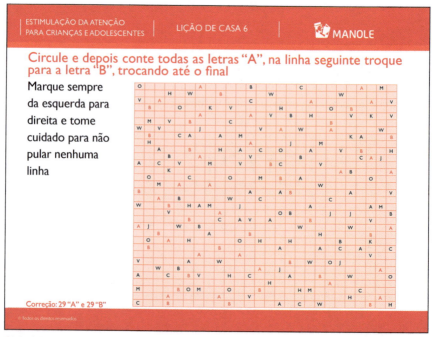

Slide 24   Lição de casa 6.

| ESTIMULAÇÃO DA ATENÇÃO PARA CRIANÇAS E ADOLESCENTES | LIÇÃO DE CASA 7 | MANOLE |

Jogo de baralho "Bom dia meu senhor"

Regras:

- Distribuir todas as cartas do baralho entre os participantes. Cada pessoa irá jogar uma carta e quando aparecer.
- Rei (K): deverá falar "Bom dia meu senhor!".
- Dama (Q): deverá falar "Bom dia minha senhora!".
- Valete (J): deverá prestar continência.
- Quem errar, esquecer de falar ou falar por último fica com todas as cartas da mesa.
- Ganha quem acabar com as cartas primeiro e perde quem tiver o maior número de cartas na mão.

Slide 25   Lição de casa 7.

| ESTIMULAÇÃO DA ATENÇÃO PARA CRIANÇAS E ADOLESCENTES | LIÇÃO DE CASA 8 | MANOLE |

Circule e conte todas as sequências de letras "CKL" que encontrar.

Marque sempre da esquerda para direita e tome cuidado para não pular nenhuma linha

C	C	K	L	F	K	L	L	K	P	T	C	P	L	C	C	L	C	K	L	U	K	E	C	P	L
P	G	P	L	L	C	U	H	A	K	U	P	L	F	K	L	K	K	T	A	V	T	J	K	H	T
T	A	L	K	P	C	V	T	A	K	U	A	F	C	K	L	A	T	E	U	H	K	O	C	K	G
A	V	T	H	A	E	C	K	L	J	A	K	U	P	L	C	V	T	G	L	K	P	E	T	L	L
E	K	A	K	U	J	C	V	T	U	H	K	O	C	P	L	H	F	K	L	T	A	H	K	O	E
C	K	G	C	C	L	H	C	P	L	A	E	F	U	C	K	L	A	L	L	C	J	C	K	L	A
G	A	J	E	C	V	T	H	K	E	E	A	V	T	E	A	K	U	H	K	O	T	K	A	V	T
A	V	T	U	C	K	L	G	E	L	K	P	A	T	K	E	A	L	T	A	E	C	P	L	C	L
J	F	A	K	U	U	K	H	K	O	U	A	G	E	C	P	L	E	A	V	T	E	V	H	A	A
U	F	K	L	E	L	L	C	E	B	C	K	L	J	K	E	A	J	C	K	L	G	P	A	K	U
C	K	G	E	T	C	C	L	A	L	C	A	K	U	K	G	L	U	C	V	T	C	C	L	K	P
A	T	A	K	U	C	C	L	C	V	T	C	C	L	C	K	G	U	F	K	L	T	L	K	P	G
C	P	L	E	K	J	C	K	L	E	K	B	H	K	O	T	A	B	A	V	T	K	O	C	V	T
E	G	H	U	H	K	O	F	K	L	F	A	K	U	U	L	L	C	G	U	C	K	L	C	C	L
A	C	K	L	J	G	A	V	T	C	C	L	C	P	L	U	K	G	H	K	O	B	F	K	L	A

Slide 26   Lição de casa 8.

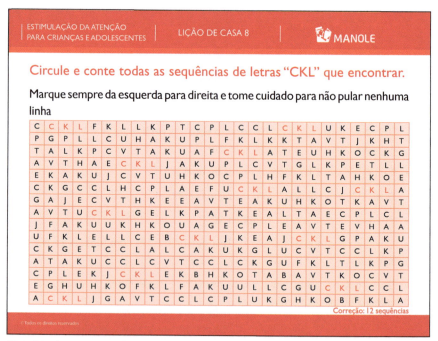

Slide 27   Lição de casa 8.

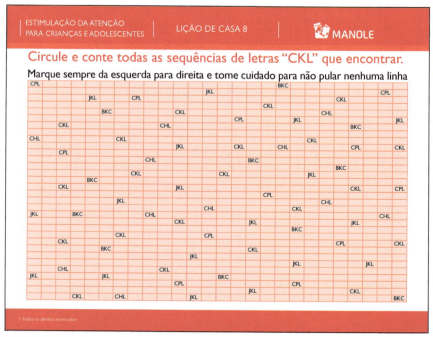

Slide 28   Lição de casa 8.

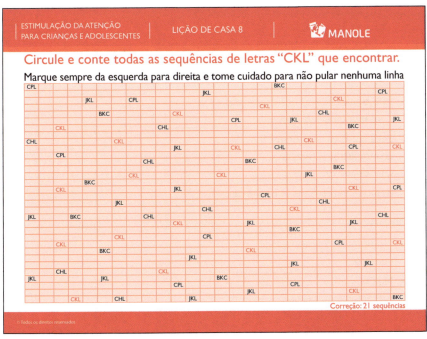

Slide 29 Lição de casa 8.

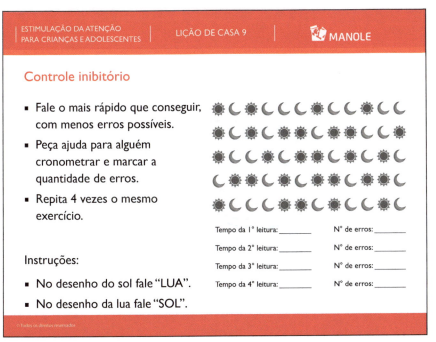

Slide 30 Lição de casa 9.

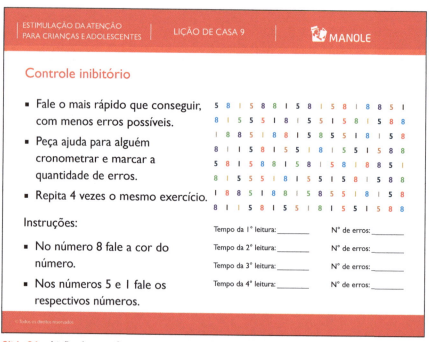

Slide 31   Lição de casa 9.

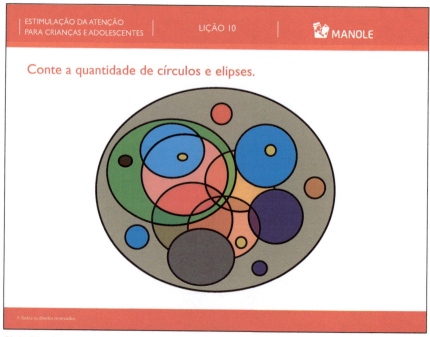

Slide 32   Lição de casa 10.

LIÇÕES DE CASA 251

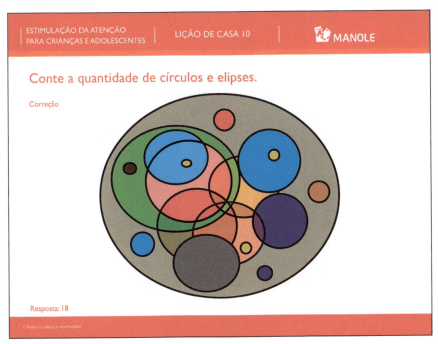

Slide 33   Lição de casa 10.

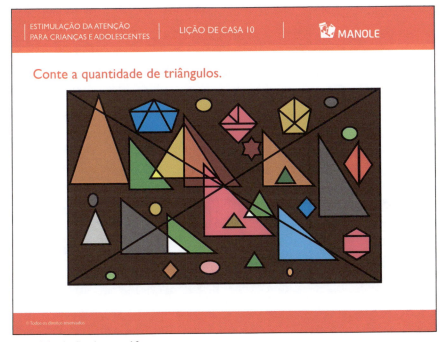

Slide 34   Lição de casa 10.

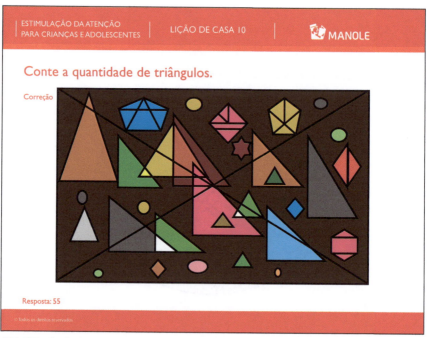

Slide 35   Lição de casa 10.

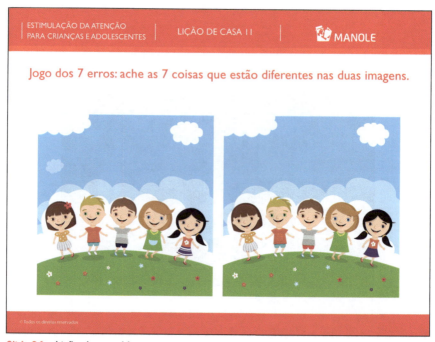

Slide 36   Lição de casa 11.

LIÇÕES DE CASA 253

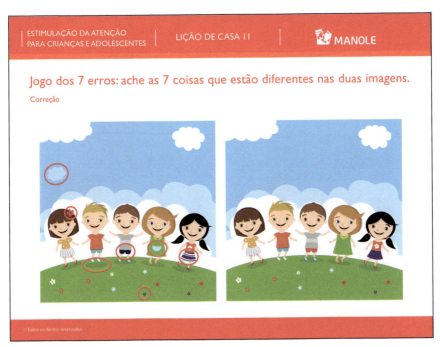

Slide 37 Lição de casa 11.

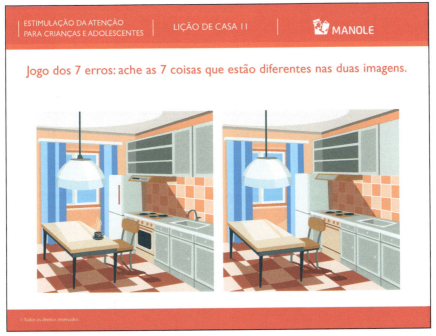

Slide 38 Lição de casa 11.

254 ESTIMULAÇÃO DA ATENÇÃO DE CRIANÇAS E ADOLESCENTES

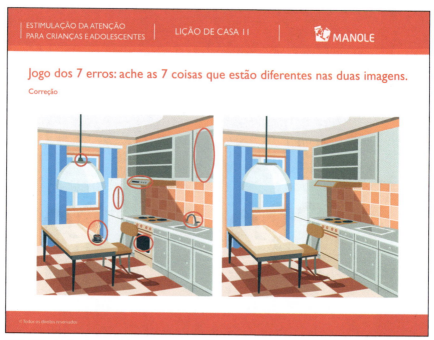

Slide 39 Lição de casa 11.